天下文化

BELIEVE IN READING

江晨恩醫師
心血管診療室

從日常護心、逆轉三高到精準治療

超前部署，遠離心血管疾病

江晨恩 —— 著

目錄 *Contents*

第1章 心血管疾病14大迷思

二、血脂14問

三、血糖11問

四、心律不整5問

第3章 心血管疾病常見問題解析 291

第4章 護心像理財，愈早愈好

第5章 心臟疾病最新療法與展望

推薦序

結合實務與實證，讓健康成為財富

許惠恒（國家衛生研究院副院長，曾任台北榮民總醫院院長及台中榮民總醫院院長）

二〇二三年年初我由台北榮民總醫院退休轉任國家衛生研究院後，仍維持每週一次的門診工作，有一天在醫院走廊遇到心臟科專家江晨恩醫師，談到他正著手將累積近四十年的臨床經驗結合最新醫學實證資料彙集成書，以提供患者與家屬最正確完整的衛教資料，令我深感佩服。

江晨恩醫師平常看診、教學、研究工作已經非常忙碌，又備受國內外醫學界推崇，每年受邀演講不斷，而且每次演講內容都是費心準備，令人耳目一新。我心裡納悶著，如此忙碌的生活節奏，也許不知何時才能見到這本好書問世。萬萬沒有料想到，半年不到，江醫師已經用驚人速度完成大作。

江醫師自國立陽明醫學院（現為陽明交通大學醫學院）畢業後，除了到美國進修期間，幾乎都在台北榮民總醫院服務。

他口條清晰、看診親切、耐心回答問題，許多老人家特別喜歡指定他看診，而江醫師也來者不拒，不但關心患者，也會了解家屬及後續的支持系統，希望達到最佳治療成效，這些特質造就許多患者成為長期追隨他的「粉絲」。

我個人從事臨床患者照顧與研究等工作也已經四十多年，雖然我的醫療專業領域主要是糖尿病及內分泌相關疾病，但是與江醫師的專業領域也有許多關聯，因為糖尿病患者最擾人而且會致命的併發症就是心血管併發症。

我亦常常見到患者與家屬誤信坊間不實資訊，出現許多讓人匪夷所思的荒誕行徑。然而，更讓人憂心的是患者病情因此延誤，造成令人遺憾的結果。

知識性豐富，淺顯易讀

《江晨恩醫師心血管診療室》一書累積江醫師將近四十年的臨床寶貴經驗，內容涵蓋心血管保健知識，也談到中老年人的共病：血壓、血脂與血糖之照護。書中有部分章節以問答方式來解惑，深入淺出，讓讀者更能快速掌握與理解。

我特別喜歡江醫師提到的一句話：「護心、護血管就像投資理財，愈早行動效果愈好。」真的一點也沒錯。

美國心臟學會（AHA）在二〇二二年提出「護心八要點」（見頁三六圖表4），分別是控制血壓、控制血脂、控制血糖、吃得對、睡得好、多運動、別太胖和不吸菸。

江醫師親身示範，積極奉行，也經常苦口婆心勸導患者，他認為這是所有人都該遵循的生活保健原則。

書中提到許多診間真實案例，是江醫師多年經驗累積，相關醫療知識與衛教資料都是他嚴謹的研讀查證、蒐集整理而成，期能提供最正確、最即時的知識給讀者。

《江晨恩醫師心血管診療室》有別於一般醫學保健書籍，這本書淺顯易讀，並以實證為基礎，詳盡提供心血管保健知識，值得讀者牢記在心，並化為行動，才能及早累積健康的財富。

推薦序

從醫四十年經驗，令人信服

陳威明（台北榮民總醫院院長）

心血管疾病是國人的頭號殺手，各種心血管疾病所造成的死亡人數，已經超過癌症總死亡人數。尤其心血管疾病都是發生得很突然，例如急性心肌梗塞及腦中風，常常讓患者和家屬措手不及。

台北榮總於二〇二三年成立了心臟血管中心，其目的就是以領頭羊角色，提升台灣心血管疾病防治的整體能力，為國人健康福祉貢獻一份心力。

江晨恩醫師畢業於陽明醫學院（現為陽明交通大學醫學院），服完兵役後，一直在台北榮總服務，一待就是快四十年。

江醫師原先是從事「心臟電生理」領域的工作，直到二〇〇九年接下台北榮總新藥臨床試驗中心主任職務，開啟職涯另一座高峰。他向國外大藥廠爭取了許多跨國大型臨床試驗在台灣執行，並且擔任數十個臨床試驗的台灣總主持人，帶領台灣國家隊進行試驗，大幅提升台灣的國際能見度。

江醫師還將研究成果結合台灣本土資料，撰寫了多個心血管治療指引，引領台灣心血管界和世界同步，甚至比美國及歐洲更早提出血壓及心房顫動治療之新觀念，對台灣心血管疾病防治工作做出重大貢獻。

江醫師平日待人謙和、視病猶親，四十年行醫生涯從未收到任何一封投訴信，曾獲台北榮總優良醫師（二〇二〇年）及廉政楷模（二〇二二年）。

他亦充滿教學熱忱，連續多年獲得陽明交通大學醫學院學生票選之優良教師獎，提攜後進，不遺餘力。

超前部署，治未病之病

「上醫治未病之病」是江醫師多年來診治患者的基本原則，除了我們平常熟悉的一級預防以外，他更強調零級預防，也就是在高血壓和糖尿病等危險因子發生之前，就阻斷其發生的可能，是一種超前部署的理念。

本書所推薦的護心八要點就是積極利用非藥物的生活調適，包括戒菸，以及對體重、運動、飲食和睡眠的適當管理，再配合控制血壓、血脂及血糖，將心血管提升至高度健康程度，以達到相較於心血管低度健康者，死亡率減少四五％、心血管疾病罹病率減少八〇％的成效，值得全民推廣。

有別於坊間其他心血管保健書，這本書大部分的論點以及建議都是根據實證醫學證據力最高等級之臨床試驗的結果，有憑有據，令人信服。並且由江醫師以患者的真實故事切入，由淺入深，值得閱讀。同時以快問快答的方式，簡明扼要回答了心血管常見問題，《江晨恩醫師心血管診療室》這本好書值得推薦。

自序

追求健康要講證據

決定撰寫這本書的前幾天，一位曾經心肌梗塞的患者抱怨說：「吃降血脂藥會洗腎。」他已經自行停藥兩個月。我聽了有點不開心，但還是以平靜的語氣問：「是誰告訴你的？」患者略微不好意思的回答：「網紅醫師說的。」

我聽了之後很訝異，他是那個月我的診間第三個聽信網紅醫師的言論而自行停藥的冠狀動脈心臟病患者。他們不知道的是，停藥後心肌梗塞復發或死亡的風險會增加二三%。

不久之前，有幾位高血壓患者因為血壓飆高前來就診，細問才知道他們都停藥了，原因是「網路上說藥都是毒」，又是個錯誤的網路資訊。

更常見的是，患者帶了一大堆保健食品來徵詢我的意見，而我總回答：「缺乏醫學證據！」一般患者的標準回應是：「但廣告上都說醫學實驗證實有效啊！」

大部分患者不知道的是，醫學證據有強弱等級之分，動物實驗也能提供醫學證據。但如果透過醫學最高等級也就是隨機分派臨床試驗，並以心肌梗塞、腦中風及死亡為研究終點來看，大部分保健食品是無效的。

有些保健食品可能有抗氧化作用，例如維生素E是很強的抗氧化劑，但臨床試驗上這些保健食品都沒能減少心血管疾病。更何況廣告上可能只提到成功個案，根本不會提到無效的例子。

現在這個網路時代充斥不正確資訊，發布或轉傳這些假消息的人完全不用負責，間接危害大眾健康。

這幾年我一直在思考該如何解決這個問題，翻遍坊間相關醫學書籍，沒有一本能提供充分證據來說服患者。

雖然國內外專科醫學會的治療指引都非常講究證據，多數建議是根據大規模臨床試驗的結果來制定，但這些治療指引是給醫護人員看的，過於專業且艱深，在日常忙碌的門診工作中，並沒有足夠時間將這些科學證據以清晰易懂的方式傳達給患者。

將最高等級的醫學證據，化為易讀資訊

我從國立陽明醫學院（現為陽明交通大學醫學院）畢業後，近四十年都在台北榮總服務，從住院醫師一路到科主任，二〇二三年年底才交棒出去。

我在主治醫師生涯前半段投入心律不整、心臟電燒術領域，後半段轉換跑道，接下台北榮總新藥臨床試驗中心主任一職，迄今（二

○二四年）已執行超過一百一十個跨國大型臨床試驗，並擔任逾半數試驗的台灣總主持人，負責挑選執行醫院及各家醫院的試驗主持人。我同時也是國際指導委員會委員，主導近十餘年絕大多數心血管新藥的研究。

二○一○年起，我同時擔任中華民國心臟學會及亞太心律學會十二個治療指引的主筆者，主題包括高血壓、糖尿病、冠狀動脈心臟病、心臟衰竭及心房顫動等。

我對於每個指引所涵蓋的數百個臨床試驗知之甚詳，所以當天下文化邀請我出版新書時，我立即就答應了。

這本書最大的特點就是一切建議皆奠基於臨床試驗結果，而臨床試驗是等級最高的醫學證據；如果沒有臨床試驗，則以統合分析或人群前瞻性研究為基礎。

簡單來說，本書將醫療專業人員所遵循的醫學證據與治療指引以清晰易懂的方式傳遞給一般大眾，同時，大部分章節皆附有我所製作的圖表，幫助讀者掌握重點。

正確認識藥物

身為藥物試驗專家，我想強調幾點，首先我不同意「藥都是毒」這種說法。所有上市新藥都經歷第一期、第二期和第三期臨床試驗，會傷害腎功能的藥物早已被剔除。

此外，腎小管上的轉運蛋白無時無刻都在工作。我們吃進去的蛋白質和醣類會分解成胺基酸和葡萄糖，被腎絲球過濾出來由腎小管上的轉運蛋白回收，藥物也是如此。這些轉運蛋白的運量很大，因此我並不同意藥物會加重腎臟負擔的說法，只是腎功能不全的患者必須減量或停用某些藥物。

其次，運動和飲食控制對降血壓及降血糖很有效，但不一定對每個人都有效，若無法把血壓、血脂和血糖控制在理想範圍，就必須以藥物介入。

我不同意一些網紅醫師所說的，必須先嚴格控制運動和飲食無效後，才考慮使用藥物。人生為什麼要過得這麼辛苦呢？我認為如果進行適當的運動及飲食控制之後，仍未能達標，就可以利用藥物來輔助。

每個人只能活一次，美食當前，何不享用？善用藥物讓生活品質變好，有何不可？別再抗拒藥物治療了。試想全世界患有高血壓、高血脂和高血糖的人數愈來愈多，而且環境汙染愈來愈嚴重，人類壽命還能逐漸延長，藥物的貢獻絕對功不可沒。

最後，期待這本書能對讀者有所幫助，透過本書提供的醫學證據，不再誤信網路或媒體上未經證實的說法或推測。

導論

認識
心血管疾病

心血管疾病和癌症大不同

某天晚上在學會演講後，與同學施醫師結伴搭計程車回家，他說上個月又有一位同學癌末走了，這已經是第三位癌末過世的同學。他們和我一樣不到六十五歲，而且都不吸菸、無不良生活習慣，雖然不常聯絡，但我仍十分不捨。

不久前，有位患者家屬來到我的診間，見到我就跪下來。我嚇了一跳，連忙扶他起身並問發生什麼事，要他慢慢說。我注意到患者並未一起來，心裡正納悶，望著家屬略帶悲傷的神情，一股不安籠罩心頭，猜想事情恐怕不妙。

果不其然，家屬緩緩說父親不久前肝癌末期過世了，從發病到離開只有短短三個月，令人措手不及。他特地來感謝我照顧他父親二十多年，讓父親這麼多年來不曾再犯心臟病。

其實，當年我接手患者時，他已被診斷出重度冠狀動脈心臟病，有三條血管阻塞超過八〇％。我使用適當藥物控制並穩定病情，加上患者很配合，二十多年來心臟無恙，想不到最終是癌末離世。

此情此景教人唏噓遺憾，光是二〇二三年一整年，我的患者就有超過二十位死於癌症而非心血管疾病。

癌症的可怕在於幾乎無法有效預防，例如即使不吸菸、煮飯時不大火快炒也可能罹患肺腺癌，而且肺腺癌早期常常沒有任何症狀，發現不對勁去檢查時，往往已是末期。這種「聞癌色變」帶來的無力感與幾近晴天霹靂的震撼，不只患者與家屬悲痛無奈，就連我們醫者也難以擺脫。

對付癌症唯一可做的是早期診斷，例如做低劑量電腦斷層掃描（LDCT）、糞便潛血檢查等，早期發現、早期治療。二千多年來被奉為中醫寶典的《黃帝內經》提到「上醫治未病之病」，也就是及早預防，是很先進的預防醫學概念，可惜對癌症來說行不通。

所有疾病中，癌症受到的關注度最高，政府、健保也投入最龐大的資源，但這些年來癌症的死亡人數並未明顯下降。而在癌症受到高度關注的情況下，心血管疾病的防控好像就矮了一截，大概只有傳出某位名人心肌梗塞猝死的新聞後，才會在媒體和大眾間引起短暫熱度。

事實上，從二〇一七至二〇二一年五年間，廣義心血管疾病（包括心臟疾病、腦血管疾病、糖尿病和高血壓性疾病）的死亡人數已經略微超過所有癌症的死亡人數，到了二〇二三年差距更加擴大（見頁三二、三三圖表 1 以及頁三四圖表 2）。

如果換算成死亡時鐘（每經過多久就有一人去世），二〇二一年與二〇二〇年相比，癌症死亡時鐘提早十八秒，可是心血管疾病的死亡時鐘卻提早四十九秒，二〇二二年與二〇二一年相比，癌症死亡時鐘只提早四秒，心血管疾病卻提早三十九秒（見頁三五圖表

3）。這是很大的警訊，表示我們應該立即關注心血管疾病。

有個好消息是，心血管疾病的預防遠比癌症的預防有效。對於癌症現在我們只能早期診斷、及早發現，只能「等」，完全處於被動狀態，英文稱為「Reactive」。但是對於心血管疾病我們可以超前部署，英文稱為「Proactive」，也就是化被動為主動。

美國心臟學會在二〇二二年提出「護心八要點」（見頁三六圖表4），倘若能如實奉行，可大幅減少總死亡人數四五％、減少心血管疾病患者人數八〇％（見頁三七圖表5）。在癌症防治上，幾乎不可能出現這樣的顯著成果。

「護心」、「護血管」就像投資理財，愈早行動效果愈好。每個人都只有一條命，投資失敗可以再來，可是護心不成功，就嗚呼哀哉了。我在接下來的章節詳述護心和護血管的方法，讓人人都能夠當「上醫」，「治未病之病」。

	2020	2021	2022	2022 與 2021 相比
	173,067	184,172	208,438	+13.2%
	50,161（28.98%）	51,656（28.05%）	51,927（24.91%）	+0.5%
	49,295（28.48%）	53,370（28.98%）	57,093（27.39%）	+7.0%
	20,457	21,852	23,668	+8.3%
	11,821	12,182	12,416	+1.9%
	10,311	11,450	12,289	+7.3%
	6,706	7,886	8,720	+10.6%

資料來源：衛生福利部統計處

圖表 1　2017 ～ 2022 年台灣癌症及心血管疾病死亡人數及變化

年度（年） 死因（人）	2017	2018	2019
總計	171,857	172,859	175,424
癌症（惡性腫瘤） （年度占比）	48,037 （27.95%）	48,784 （28.22%）	50,232 （28.63%）
心血管疾病 （年度占比）	48,316 （28.11%）	48,454 （28.03%）	48,286 （27.53%）
心臟疾病	20,644	21,569	19,859
腦血管疾病	11,755	11,520	12,176
糖尿病	9,845	9,374	9,996
高血壓性疾病	6,072	5,991	6,255

圖表 2 2017 ~ 2022 年台灣癌症及心血管疾病死亡人數比較

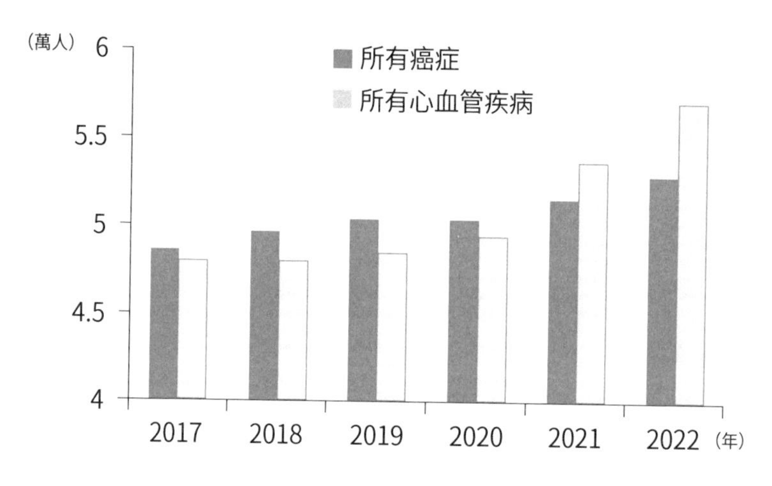

資料來源：衛生福利部統計處

圖表 3　2020 ～ 2022 年台灣癌症及心血管疾病死亡時鐘比較

年度(年) 死因	2020	2021	2022
癌症	10 分 29 秒	10 分 11 秒	10 分 7 秒
心血管疾病	10 分 40 秒	9 分 51 秒	9 分 12 秒

年度(年) 死因	2021 與 2020 相比	2022 與 2021 相比
癌症	提早 18 秒	提早 4 秒
心血管疾病	提早 49 秒	提早 39 秒

資料來源：作者提供

圖表 4 護心八要點

睡得好
5
1
控制血壓
多運動
6
2
控制血脂
別太胖
7
3
控制血糖
不吸菸
8
4
吃得對

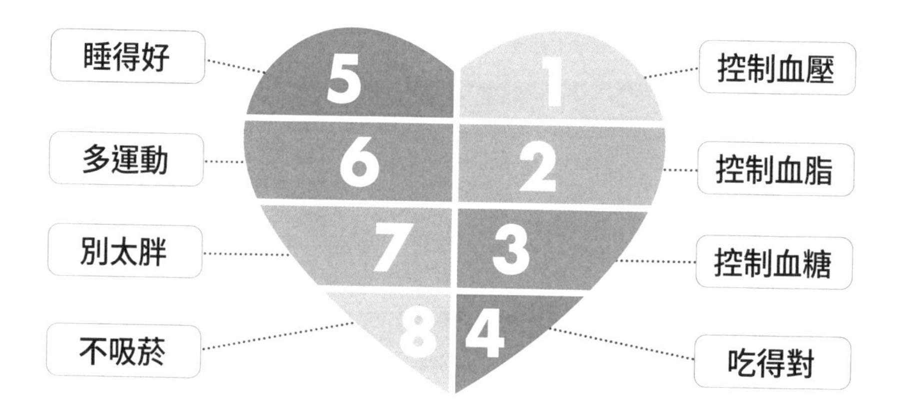

資料來源：*Circulation* 2022;146:e18-e43

圖表 5 護心八要點大幅減少心血管疾病患者及死亡人數

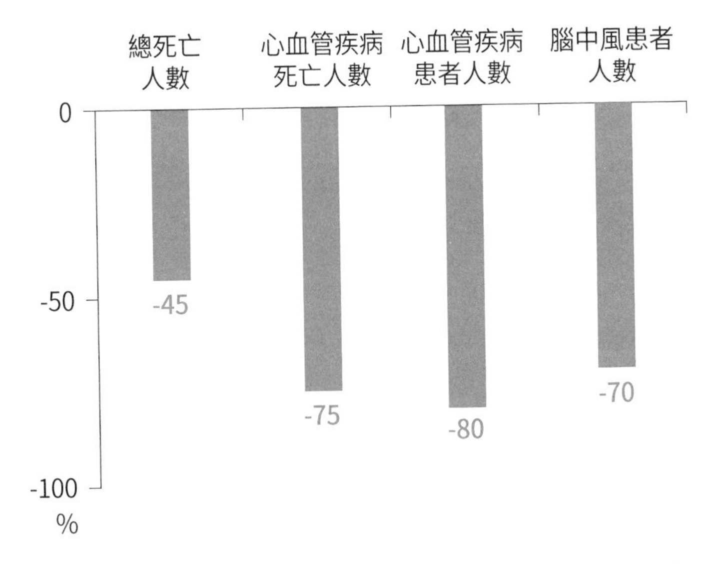

資料來源：*Circulation* 2022;146:e18-e43

心血管疾病五大症狀

有位患者在好幾名家屬簇擁下，聲勢浩大來到診間。家屬七嘴八舌爭相描述患者近二週開始出現足部水腫和氣喘等症狀，經住家附近診所專精腎臟科的醫師診斷之後，判定是腎功能異常，開了一些利尿劑。

患者服用藥物二天後，腳腫現象有好一點，然而氣喘症狀並未明顯改善，於是家屬又帶他到另一家診所，改由胸腔科醫師診治。醫師聽診後發現有哮喘聲，開了氣喘噴劑，囑咐患者回家觀察。

可是患者的氣喘狀況不但沒改善，甚至出現惡化現象，家屬只好帶他來台北榮總心臟內科我的診間。那天患者很多，一大夥人等了四個多小時，快下午一點才進到診間。

八十二歲的患者罹患糖尿病多年，也有高血壓、高血脂和吸菸等危險因子。根據家屬說明，患者平時醫從性不佳，常常未規則服藥，糖化血色素在八%以上，高於七%的正常標準。

回顧患者病史，大約三週前出現前胸壓迫感，持續幾個小時並有盜汗現象，幾天後開始有氣喘及水腫症狀。

根據多年臨床診斷經驗，我判斷應該不是單純腎功能差或氣喘的問題，趕緊安排心電圖檢查，果然是亞急性心肌梗塞，胸部X光顯示心臟擴大合併肺積水，抽血化驗結果是腎功能不全達第四期，而且心臟衰竭指數高達四千多（正常是一二五以下）。

診斷結果已經很明顯，是亞急性心肌梗塞合併心臟衰竭，導致腎功能不全及肺水腫。

家屬紛紛皺眉看著我，開口問道：「怎麼會這樣？」「為什麼之前的醫師都沒看出來？」

我連忙安撫並解釋：「糖尿病患者急性心肌梗塞時，常出現非典型症狀，常常只是輕微胸悶，未必有前胸壁劇痛現象……」這才解開家屬疑惑，緊蹙的眉頭隨之放鬆。

患者病況危急，我馬上替他安排心臟超音波檢查，他的左心室收縮輸出率只有二八％（正常是五〇％以上）。我開了一些最新的心臟衰竭藥物，並調整三高用藥。

二週後患者回診，氣喘狀況已經大幅改善，腳也不腫了。

又過了一個月，最新的檢查結果是左心室收縮輸出率已經進步到四五％。患者家屬很開心，再三道謝，說每次門診等上三、四個小時是值得的。

其實，一般民眾如果能充分了解心血管疾病常見的五大症狀（見頁四二圖表6），就可在第一時間正確就醫，降低耽誤病情的機率。這五大症狀包括：

1 **胸痛**：包括胸悶，出現這種狀況時，可能是心絞痛、急性心肌梗塞、肺栓塞或主動脈剝離等問題。

2 **呼吸困難**：包括容易喘，出現這種狀況時，可能是冠狀動脈心臟病、肺栓塞或心臟衰竭等問題。

3 **心悸**：所謂心悸，就是感覺得到自己的心跳，正常情況下不會有這種感覺。出現這種狀況時，可能是心律不整、貧血或甲狀腺亢進等問題。

4 **腳腫**：出現這種狀況時，可能是心臟衰竭或腎臟病等問題。

5 **頭暈和暈厥**：暈厥與眩暈不同，暈厥是暫時失去意識，身體無法維持正常姿勢而倒地，但幾秒鐘或幾分鐘過後就醒來；眩暈是眼前天旋地轉合併噁心、嘔吐，一般是內耳或是小腦問題。出現頭暈和暈厥的狀況時，可能是心律不整或低血壓等問題。

圖表 6 心血管疾病五大症狀

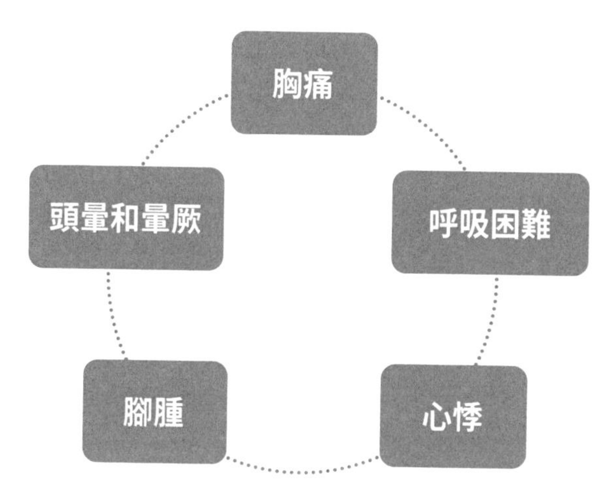

資料來源：作者提供

由此可知，一種心血管疾病可能不會只有單一症狀，而是常常合併多種症狀。

例如，前文提到的患者就是亞急性心肌梗塞合併心臟衰竭，胸悶後同時出現呼吸困難及腳腫等症狀。根據臨床統計，九〇％以上的心血管疾病，患者都會出現這五大症狀的至少一種。因此，如果大家都能熟知這五大症狀，萬一自己或身邊有人發病時，便可以迅速前往正確科別就診，有效對症下藥。

急性心肌梗塞五大症狀

幾年前某次教學門診來了一名六十多歲的女性患者，實習醫師先對她問診且做了基本理學檢查，再帶來我的診問複查。患者身材微胖，主訴前一晚開始上腹痛並伴隨噁心及盜汗現象，住家附近診所的醫師認為是腸胃不適便開了胃藥，但患者服藥後症狀不見改善反而加劇。

心急的家屬到處問朋友，在眾人建議下改掛心臟內科，但普通門診已額滿，只好轉掛尚有名額的教學門診，因此來到我的診間。十分湊巧，我一個月只有一次教學門診。

我詳細問了病情，知道患者長期有糖尿病及高血脂問題，而且每天吸一包菸。門診當日清晨出現嚴重上腹痛情況，大約持續一個多小時，同時伴隨盜汗及噁心現象，但說不出正確疼痛位置，而且沒有壓痛反應。

看診當下，患者呼吸也急促起來。我心中隱然浮現有九成把握的診斷結果，立刻幫患者安排心電圖檢查。

實習醫師一臉疑惑，問我：「為什麼要做心電圖檢查，不是應該要照胃鏡或超音波嗎？」

不出所料，心電圖顯示患者是急性下壁心肌梗塞，心肌酵素也增加了十倍。

實習醫師看了結果後臉上更加茫然，不斷喃喃自語：「急性心肌梗塞？怎麼會呢？」

我們緊急通知心導管介入小組，不到二十分鐘就將患者送進心導管室。心導管攝影結果顯示，她的右側冠狀動脈中段部分竟然百分之百阻塞，於是趕快導入冠狀動脈支架，在二十分鐘內緊急完成手術。第四天，患者平安出院。

這是個非常好的教學案例，我跟實習醫師說：「你們賺到了寶貴的經驗。」

其實，急性心肌梗塞臨床表現變異很大（見下頁圖表7），雖然八〇％會以前胸壁胸痛為主，但也可能以其他非典型方式表現。

圖表 7 急性心肌梗塞或心絞痛五大症狀

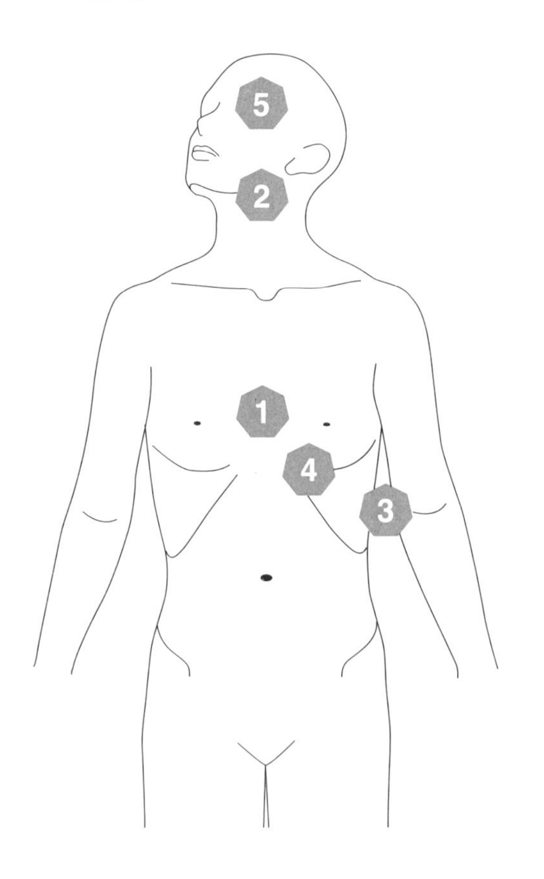

1 胸痛或上腹痛
2 下顎痛
3 左臂內側痛
4 呼吸急促
5 頭暈、噁心

資料來源：作者提供

例如這位患者是以上腹痛表現為主，但是合併噁心、盜汗與呼吸急促，就該懷疑不是腸胃問題。

此外，以前有位心絞痛患者被誤診為牙痛，因為每次都是下顎痛，從來沒有胸痛症狀。他拔了好幾顆下排牙齒也不見改善，來到我的門診，才診斷出是冠狀動脈阻塞造成的心絞痛，卻是以非典型方式呈現出來。

急性心肌梗塞（包括心絞痛）的胸痛或上腹痛，並不會局限在一個小範圍，而是一片說不出正確位置的籠統大範圍，它的痛感不是尖銳如刀割或刺痛感，而是壓迫性的。

我的老師、林口長庚醫院名譽副院長葉森洲教授比喻得很貼切，他說：「像大象踩在你胸口的那種痛。」

這種疼痛也不會因呼吸或肢體動作而改變，但有時會呈現輻射狀瀰漫散布到下顎或左臂內側。如果伴隨有呼吸急促或頭暈、噁心，就得高度懷疑是冠狀動脈阻塞造成的。

至於心絞痛，一般持續時間在二、三分鐘到二十分鐘，如果超過二十分鐘就極可能是心肌梗塞。

心肌梗塞（包括心絞痛）的特點，也會因性別而不同（見下頁圖表8）。男性一般較典型，女性較不典型，例如未必會有前胸痛的症狀，比較容易發生上腹痛、上背痛、盜汗、頭暈、噁心、嘔吐及疲倦感。

如此一來就不難理解，為什麼前文的女性患者症狀有上腹痛、盜汗和噁心。

此外，有些疼痛可以排除是心肌梗塞或心絞痛，例如上顎痛、左臂外側痛、下腹痛和下背痛等。

熟悉這些基本常識非常重要，遇到狀況的時候才能保持鎮定並正確就醫。

圖表 8　男女急性心肌梗塞（包括心絞痛）症狀之差異

症狀	男性	女性
前胸痛	較常見	未必有
上腹痛	較少見	較常見
下顎痛	較常見	較少見
左臂內側痛	較常見	較少見
頭暈	較少見	較常見
噁心、嘔吐	較少見	較常見
上背痛	較少見	較常見
盜汗	較少見	較常見
疲倦感	較少見	較常見

資料來源：作者提供

如何判斷醫學證據的可信度

在醫療專業領域內，所有證據都必須經過嚴格實證檢驗，每一種藥物或技術能否改善患者未來心血管疾病的風險、甚至減少死亡，都有一套成熟的方法來加以證明。

各種實證醫學方法可信度高低不同，由最低層的細胞研究到動物實驗，再到人體研究，其證據力逐漸提高（見頁五七圖表9）。

●細胞研究——可信度最低

可信度最低的是細胞研究，例如常常看到有些醫學報告指出某種草藥能抗癌，但細看內容發現有效濃度單位必須是「微摩爾」，在生物學研究上是很高的濃度，幾乎可以殺死正常細胞。也就是說，這種濃度也許可以殺死癌細胞，但同時正常細胞也被殺死了。

●動物實驗——可信度次低

可信度次低的是動物實驗，雖然證據力稍高，但動物畢竟不同於人類，而且許多動物心血管系統的調控方式和人類差異極大，例如貓的動脈不會發生硬化。

因此若保健品或藥物只做到動物實驗階段，沒有進入人體試驗，便要對其成效存疑。

這種情形非常多，例如廣告描述某藥可以降低膽固醇或是發炎指數，宣稱適用於人體，能夠產生相關療效，甚至說可以減少心血管疾病。

這樣的邏輯證據力不足，很容易誤導大眾，再說藥物或許有其他作用，比如增高血壓，任意服用可能出現不良作用。

提醒各位在看廣告或是購買藥物的時候，一定要多方求證了解，不可輕易採信或購買服用。

●人群回溯性觀察研究——可信度稍高

可信度更高一點的是人群回溯性觀察研究，例如台灣健保資料庫的藥物分析結果顯示，A 藥比 B 藥更能減少心肌梗塞或中風，這項推論不一定準確，因為如果要說 A 藥比 B 藥有效，就必須將試驗人群隨機分配，使 A 藥和 B 藥服用者的各種特性一模一樣，差異只有吃的藥不同，一組吃 A 藥，一組吃 B 藥。

但健保資料庫無法做到這一點，因為服藥者的基本特性不同，也許吃 A 藥的人比較年輕、比較少共病症等干擾因素。

●人群前瞻性研究——可信度第三高

可信度第三高的是人群前瞻性研究，前瞻性研究是先納入人群長期追蹤，但是依然無法克服 A、B 二組服藥者年齡、性別及共病症的差別，因此二組人的基礎風險可能不一樣。

● 統合分析——可信度次高

可信度次高的統合分析彙整所有符合條件之大大小小研究，在一定統計假設下審查其差別。統合分析也有其盲點，各種研究的規模大小、入選條件、劑量和主要終點都不同，因此統合分析的結果也只能參考，不可當做藥物有效或無效的證明。

世界各國的藥物監管單位，例如台灣的衛生福利部，都不會根據統合分析結果大膽給予藥物適應症。

● 隨機分派臨床試驗——可信度最高

可信度最高、證據力最強的研究是人群之隨機分派臨床試驗，包括雙盲和開放性。

雙盲是指研究者和被研究者均不知道後者吃的是A藥、B藥或只是安慰劑，只有安全倫理委員會知道，而且對患者的安全把關。

不過並非所有人體試驗都能做雙盲設計，例如吃藥和手術間的差異就不適用。

隨機分派臨床試驗又分第一期、第二期、第三期和第四期等。

①第一期

主要觀察安全性，病例數不必太多，幾十位患者即可。

②第二期

這一期也是看安全性，同時這一期也要觀察短期療效，例如新的高血壓藥就看血壓會不會降、降多少？如果是降血脂藥就看低密度脂蛋白膽固醇（LDL-C，亦稱壞膽固醇）或其他膽固醇會降多少？第二期病例數較多，大概數百位，也會將患者分為不同劑量組，看看哪種劑量最有效、安全性最高，得出的最佳劑量將用於第三期臨床試驗。

③第三期

是目前證據等級最高的研究方式，以心血管研究而言，樣本量可能達到數千或上萬。

納入第三期研究的患者必須符合入選條件，隨機分到A藥組或B藥組。

這二組患者的年齡、性別及其他共病症等特性完全相同，唯一不同的是一組吃了A藥、一組吃了B藥（或安慰劑）。經過長期且嚴謹的個別追蹤，觀察二組心肌梗塞、中風或總死亡率的差別，並觀察各種副作用。

有的第三期臨床試驗只觀察一些檢驗值差異，例如發炎標記、抗氧化標記等，對於這些不是以心肌梗塞、中風或死亡為主要研究終點的結果必須小心解讀，例如維生素E是很強的抗氧化劑，但並未被證實可以減少心血管疾病。

大規模隨機分派的第三期臨床試驗是目前世界各國藥物監管單位決定藥物有無療效和是否安全的最重要根據，也決定了新藥是否可以上市。

④第四期

主要研究藥物上市後的安全性，監測數萬或數十萬人使用後是否有罕見副作用。

總結來說，民眾看到廣告或宣傳品可以留意是標示「健康食品」、「保健食品」或「食品」，再查詢衛福部食品藥物管理署網站（https://www.fda.gov.tw/）對該品項的定義，大概就可以知道其性質與功能，千萬不可直接聽信媒體或網路上來源不明的資訊就購買食用。

圖表 9　醫學證據可信度錐形圖

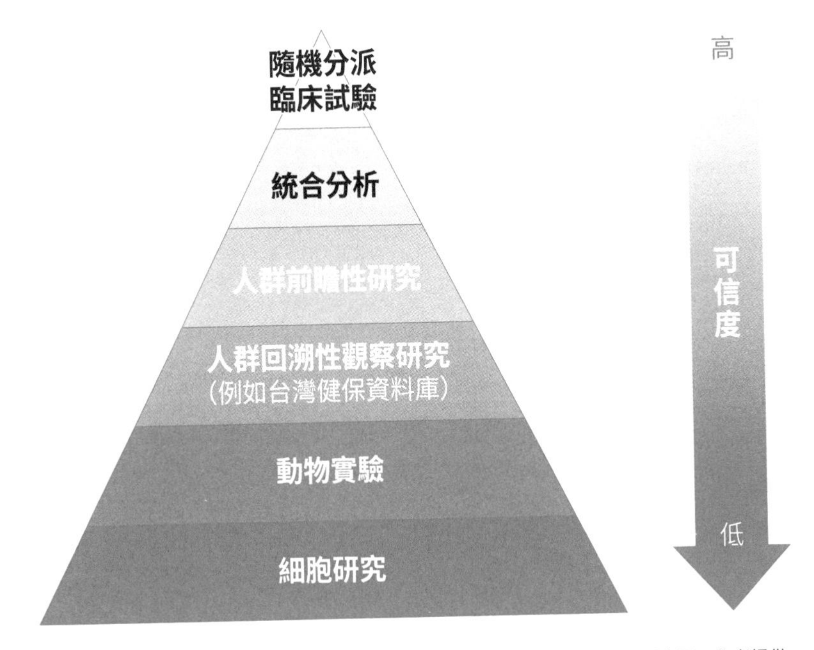

資料來源：作者提供

江醫師的超前部署

二〇一八年我做了一次冠狀動脈電腦斷層掃描，發現有斑塊堆積，從此開啟我的「激進派」心血管逆齡大作戰。除了積極運動和控制飲食，還以藥物輔助減少低密度脂蛋白膽固醇。

低密度脂蛋白膽固醇會堆積在全身動脈血管壁形成斑塊，日積月累愈來愈厚，使血管壁變得愈來愈硬，導致動脈粥狀硬化或血流不順，萬一斑塊破裂就會引發血栓，如果血栓發生在心臟血管或腦血管，就會造成致命性的心肌梗塞或中風。

其實，在此之前我已經將近十年不吃白米飯，每週至少重訓二次，採行低糖、低卡和優質高蛋白飲食，並努力控制體重，調整生活步調與習慣，但即使如此，低密度脂蛋白膽固醇還是潛伏在我的心血管內，可見保護心臟與血管是一件多麼不可輕忽的大工程，除了改變生活習慣，藥物治療似乎無法避免。

二〇二二年五月，中華民國血脂及動脈硬化學會、中華民國心臟學會、台灣腦中風學會、台灣介入性心臟血管醫學會等四大醫學會公布新版《台灣高風險病人血脂異常臨床治療指引》，已將低密度脂蛋白膽固醇標準從一〇〇毫克／分升下調至七〇毫克／分升，變得更嚴格，但我認為這樣還是太保守。

近四年來，我的低密度脂蛋白膽固醇都控制在二五毫克／分升左右，接近新生兒的水準。我的想法是隨著年齡增長，想減少低密度脂蛋白膽固醇的累積，光靠運動與飲食的控制恐怕緩不濟急，如果能讓心血管保持健康，甚至逆齡等於給自己預留更大的安全空間。

值得注意的是，血管堵塞二〇至三〇％時根本毫無症狀，要超過七〇至八〇％以上才會出現症狀。但即使只有些微斑塊，例如不到五〇％的狹窄，還是可能斑塊破裂導致急性心肌梗塞。

想要完全不產生斑塊，或讓原有斑塊不破裂甚至逆轉，必須全面控制心血管疾病的危險因子。

美國心臟學會提倡「護心八要點」（見頁三六圖表4），針對所有可控危險因子做全面性調控。護心八要點的建議都是依據實證醫學最高等級的證據力而來，是本書的立論基礎。

我在本書條列各項實證醫學數據，以隨機分派的臨床試驗為主，輔以人群前瞻性研究，並提供圖表讓大家做正確判斷。

以我為例，正在做的是「零級預防」。如下頁圖表10所示，零級預防就是讓一些心血管疾病危險因子，例如高血壓、高血脂和糖尿病等不要發生。一級預防是有心血管疾病危險因子後，如何控制讓心血管疾病如心肌梗塞、腦中風和心臟衰竭等不要發生。二級預防是心血管疾病發生後，如何讓其不要復發。

常有患者問我如何預防心血管疾病，我目前的日常護心保養方

圖表 10 心血管疾病的各級預防

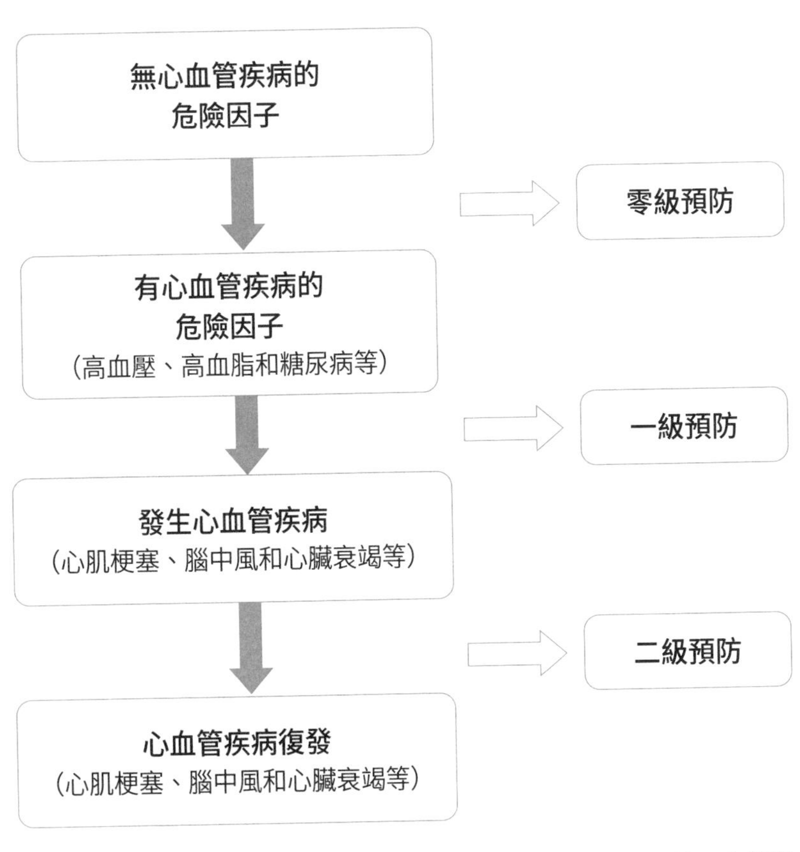

資料來源：作者提供

式（見頁六四圖表11）其實就是「超前部署」。

例如，我的血壓並未超過一三〇毫米汞柱，但每晚吃一顆可悅您（Cozaar〔Losartan Potassium〕），因為隨機分派臨床試驗證實可以預防高血壓。

我在二〇一八年做冠狀動脈電腦斷層掃描時，低密度脂蛋白膽固醇約為一三〇毫克／分升，一般認為不高，但我的冠狀動脈鈣化積分為八六，有二〇至三〇%的狹窄，如果要逆轉斑塊，必須再多降一點低密度脂蛋白膽固醇。

我無法耐受他汀類藥物，只能吃降血脂藥物怡妥（Ezetimibe）阻斷膽固醇於腸道吸收，並每二週皮下注射一支PCSK9抑制劑。目前我的低密度脂蛋白膽固醇約二五毫克／分升，目標是讓斑塊逆轉消退。

我的糖化血色素常年都在六・一%左右，只略低於七%的建議控制目標，所以目前每日服用一克可以預防糖尿病的二甲雙胍類藥物Metformin。

此外，我發覺體重有增加趨勢便開始每週注射一支GLP-1促進劑，俗稱瘦瘦針，半年間體重少了五公斤，血糖值應該會更好，而且瘦瘦針還可以預防心肌梗塞、中風、腎病變及心臟衰竭。

另外，在飲食、運動、睡眠和生活習慣方面，我也完全奉行護心八要點，讀者可以參考下頁圖表11。

人生只有一回，幫助你保持健康，是本書最主要目的。

護心八要點

有國外新聞報導，研究指出，相較於每日睡足七到八小時者，每日睡不到五小時者急性心肌梗塞的機率增加五六％。這篇研究是

圖表 11 江醫師日常護心保養方式

項目	內容	要點
飲食	早餐：全麥吐司加無糖豆漿 午餐：鮪魚三明治或小漢堡加青菜沙拉 晚餐：燙青菜 2 份，蒸煮的雞、魚各 1 份 下午茶、宵夜：無	1 晚上不吃碳水化合物 2 蛋白質以魚及雞肉為主 3 每日至少 5 份蔬果 4 不喝含糖飲料 5 每日喝 3 ～ 4 杯黑咖啡 6 幾乎不應酬
運動	快走（跑步機）	每週 3 ～ 4 次，每次約 30 分鐘
	桑拿	每週 3 ～ 4 次，每次約 15 分鐘
	重量訓練	每週 1 ～ 2 次，每次約 30 分鐘
睡眠	7 小時	晚上 11 點～早上 6 點
吸菸	從不吸菸	
喝酒	已多年不喝酒	
心血管保健	血壓：110 ～ 120mmHg	每晚吃 1 顆血壓藥（可悅您）
	血脂：LDL-C 約 25mg/dL HDL-C 約 50mg/dL	吃怡妥並且每 2 週皮下注射 1 支 PCSK9 抑制劑
	血糖：維持糖化血色素 <6.1%	每日服用 1 克二甲雙胍類藥物及每週注射 1 支 GLP-1 促進劑

* LDL-C：低密度脂蛋白膽固醇；HDL-C：高密度脂蛋白膽固醇。

根據九篇科學文獻所做的統合分析，其中二篇文獻出自台灣。

睡眠不足是心血管疾病重要危險因子，危險性不亞於三高（高血壓、高血脂、高血糖）。有鑑於此，二〇二二年美國心臟學會公布了「護心八要點」，有別於過去的七要點，特別加進睡眠。

睡眠不足的問題常被忽略，這篇研究再次強調睡眠的重要性。

我特地問了一些年輕醫師，居然有八成以上每日睡眠時間不到五小時，原因不外乎事情太多做不完。我的助理也有半數以上睡眠不足，她們的理由是人生很短暫，不要把太多時間「睡」掉。乍聽之下似乎言之成理，但以醫學證據而言，卻是大錯特錯。

台大醫院簡國龍教授與李源德教授在金山社區進行的心血管之人群研究也得出類似答案。二位教授歷經十六年追蹤調查，發現相較於每日睡眠七小時者，每日睡眠不到五小時者死亡率多了一五％。但也別以為睡愈多愈好，研究結果顯示睡太久也不行，每日睡眠超過九小時的人，死亡率竟增加三四%。

我的助理常常上班日睡不到五小時，週末假日又一睡超過十幾個小時，真擔心她們的健康。

更值得一提的是，每日只睡四、五小時對心血管造成的傷害等於糖化血色素大約八%，也等於低密度脂蛋白膽固醇一六〇毫克／分升以上。每日睡眠不足四小時更危險，對心血管的危害相當於完全不控制高血壓、糖化血色素十%以上、低密度脂蛋白膽固醇一九〇毫克／分升以上或吸菸者（見頁六八、六九圖表12）！

然而，如果能夠把握「護心八要點」、注重睡眠，就可以大幅減少心血管疾病。

根據頁六八、六九圖表12心血管健康指數表，將護心八要點分項計算再全部相加，總積分除以八，就會得出整體心血管健康指數的總平均。如果是八〇分到一〇〇分，恭喜你，這表示「心血管高度健康」。五〇分到七九分，則是「心血管中度健康」。〇分到四九分，表示「心血管低度健康」。

「心血管高度健康」的人死亡率比「心血管低度健康」者少四五％，罹患心血管疾病的機率下降八〇％。

提醒各位，「護心八要點」中有五項不需要藥物治療：吃得對、睡得好、多運動、別太胖和不吸菸。就這麼簡單，何樂而不為？

護心八要點 1 控制血壓

有位七十多歲老先生在兒子陪同下來就診，他頭痛好幾個月了，在家裡測量出來的收縮壓大都在一七〇毫米汞柱，用盡各種保健方法並且服用中藥都無法將血壓降下來，但由於坊間盛傳一旦吃了血

130～139/80～89 （50 分）	140～159/90～99 （25 分）	≥ 160/ ≥ 100 （0 分）		
130～159 （40 分）	160～189 （20 分）	≥ 190 （0 分）		
6.5～6.9 （40 分）	7.0～7.9 （30 分）	8.0～8.9 （20 分）	9.0～9.9 （10 分）	≥ 10 （0 分）
50～74% （50 分）	25～49% （25 分）	1～24% （0 分）		
6～<7 （70 分）	5～<6 或 ≥ 10 （40 分）	4～<5 （20 分）	<4 （0 分）	
90～119 （80 分）	60～89 （60 分）	30～59 （40 分）	1～29 （20 分）	0 （0 分）
25.0～29.9 （50 分）	30.0～34.9 （25 分）	≥ 35 （0 分）		
戒菸 1～<5 年 （50 分）	戒菸 <1 年 或使用電子菸 （25 分）	仍在吸菸 （0 分）		

資料來源：作者提供，根據 *Circulation* 2022;146:e18-e43

圖表 12　心血管健康指數表

評估目標	檢測項目	指數（得分）	
控制血壓	收縮壓 / 舒張壓 （mmHg）	< 120/< 80 （100 分）	120 ～ 129/ <80 （75 分）
控制血脂	低密度脂蛋白膽固醇 （mg/dL）	< 100 （100 分）	100 ～ 129 （60 分）
控制血糖	糖化血色素（%）	< 5.7 （100 分）	5.7 ～ 6.4 （60 分）
吃得對	得舒飲食（DASH，詳見頁 119）	> 95 % （100 分）	75 ～ 94% （80 分）
睡得好	每晚睡眠時間 （小時／每日）	7 ～ <9 （100 分）	9 ～ <10 （90 分）
多運動	每週運動時間 （分鐘／每週）	≥ 150 （100 分）	120 ～ 149 （90 分）
別太胖	BMI（kg/m^2）	18.5 ～ 22.9 （100 分）	23.0 ～ 24.9 （75 分）
不吸菸	吸菸史	從未吸菸 （100 分）	戒菸 ≥ 5 年 （75 分）

總平均：80 ～ 100 分 表示心血管高度健康；
50 ～ 79 分 表示心血管中度健康；
0 ～ 49 分 表示心血管低度健康。

壓藥就得吃一輩子，因此拖到現在不得已才來就醫。

陪診的兒子開口就問我：「我爸生活規律，不吸菸、不喝酒、無不良嗜好、飲食清淡、身材也不胖，為何血壓這麼高？」

患者和家屬的疑問幾乎千篇一律，我不疾不徐回答他：「我要替你爸詳細檢查，尋找次發性高血壓的可能，如果不是其他疾病導致高血壓，就是年紀大了。」

兒子很疑惑的看著我，問道：「那為什麼我沒有高血壓？」

我輕鬆的回答他：「你還不夠老。」

如下頁圖表13所示，不管男女，收縮壓從二、三十歲起就逐漸升高，愈老愈高，但舒張壓到了六十歲之後，因為血管壁彈性變差就自動降下來，因此只要活得夠久，九一%的人會罹患高血壓。

高血壓是導致心血管疾病最重要的危險因子，其重要性甚至超過高血脂及糖尿病，每年全球因高血壓而直接、間接導致的死亡人

圖表13 血壓隨著年齡的變化趨勢

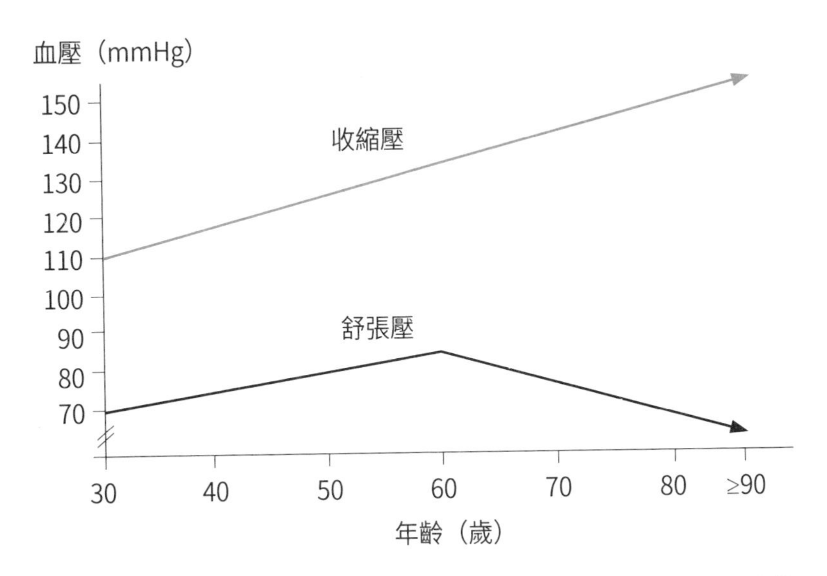

資料來源：作者提供

數超過一千萬人，因此高血壓防治是減少心血管疾病最重要的一環。

我停頓了一下，接著對患者和兒子說：「接下來二週，希望能正確測量家中血壓。」

我順手拿了正確量家中血壓的衛教單給他們，上面詳細說明正確量血壓的方法（見下頁圖表14）。

兒子接過衛教單後，又一臉疑惑問我：「自己在家量怎麼會準，不是在醫院量比較準嗎？」

「現在包括《二〇二二年台灣高血壓治療指引》都建議以家中血壓為標準來定義高血壓分級（見頁七四圖表15）及治療目標。」我表情略微嚴肅的接著說：「這樣可以避免門診吵雜的環境所引起的誤差。」

接著，我不厭其煩解釋該如何操作測量血壓的「七二二法則」，這個法則是中華民國心臟學會提出的。

圖表 14 正確量血壓的方法

量血壓前 30 分鐘，
不可以吸菸、喝咖啡
及運動
血壓計環帶中間點
要和胸骨中緣同高
移除上臂衣物，將血壓計環帶
下緣置於手肘上緣半吋位置
直立靜坐 5 分鐘，
不可以交談
使用有證照的合格血壓計
背後貼平靠著
椅背
早上起床量血壓
要在解完大、小
便之後
雙腳平放地面，
不可翹腳

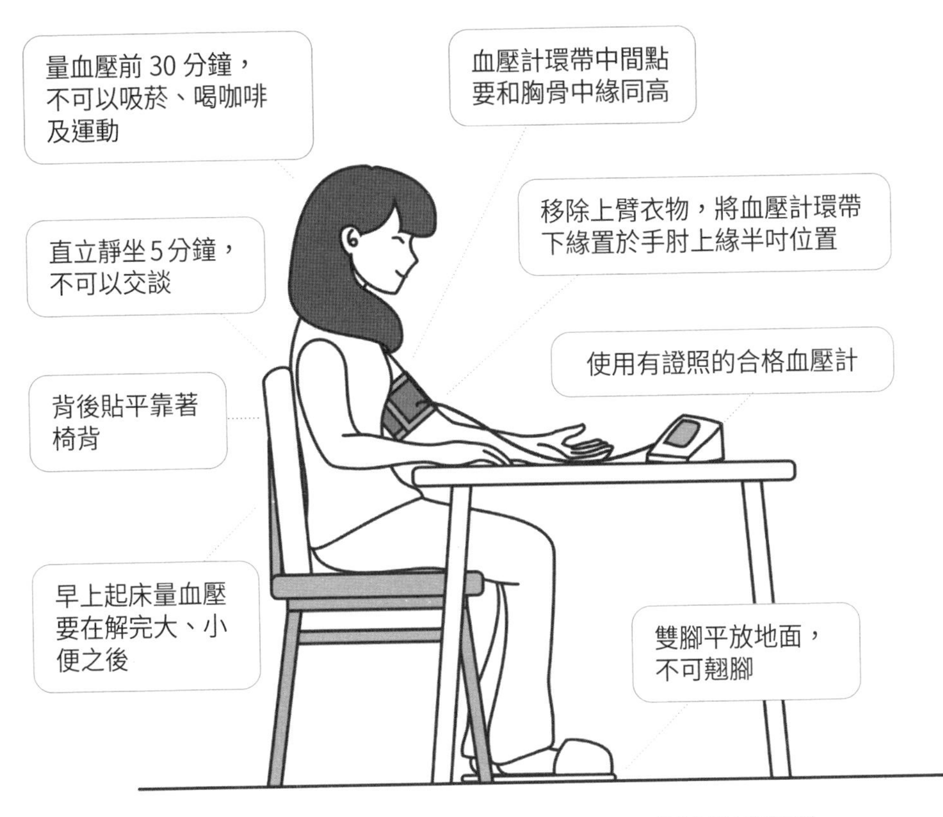

資料來源：作者提供

圖表 15 高血壓分級（以家中血壓為準）

血壓定義	收縮壓（mmHg）		舒張壓（mmHg）
正常血壓	<120	及	<80
偏高血壓	120 ～ 129	及	<80
高血壓第一級	130 ～ 139	或	80 ～ 89
高血壓第二級	≥ 140	或	≥ 90

資料來源：作者提供
（根據《2022 年台灣高血壓治療指引》, *Acta Cardiol Sin*. 2022;38:225-325）

「七」是連續量七天；第一個「二」是一天有二個時候要量，分別是早上起床小便排空後及晚上睡前；第二個「二」是早上和睡前各連續量二次，中間間隔一分鐘，取平均值。

患者兒子專心聽我解釋，應該慢慢聽懂了，最後他問我：「要量哪隻手呢？」

我說：「第一次二手都量，以收縮壓比較高的那隻為準，以後固定量那隻手。」

二週後，父子又回診了，家中血壓平均值：早上起床一七六／七八毫米汞柱，晚上睡前一六〇／六八毫米汞柱。

我看著血壓紀錄表，告訴他們：「你爸確定罹患高血壓，而且是第二級高血壓。」

兒子不以為然的說：「我朋友說，爸的舒張壓並不高，而且他已經七十多歲，年紀大了血壓就會高，不用治療。」

我板起臉孔，很嚴肅的對患者和兒子說：「這是錯誤觀念，一般而言，收縮壓比較重要，是治療重點，而年紀大的患者不用治療，也是錯誤觀念。」

患者和兒子見狀趕緊說：「沒有啦，我們還是相信江醫師，才大老遠跑來。」

我看了前次血液、尿液和心電圖的檢查結果，告訴他們，靜態心電圖顯示左心室肥厚，表示高血壓有一段時間了，不過還好腎功能、電解質和血糖都正常，只有低密度脂蛋白膽固醇稍高（一二〇毫克／分升）。

我開了二種高血壓藥以及一種降血脂藥，患者兒子看到後有點抱怨：「為什麼要吃二種高血壓藥呢？藥不是一吃就不能停，而且有副作用嗎？」

我用很專業的口吻告訴他：「你爸的血壓超過一五〇毫米汞柱，

光靠一種藥是降不到正常值的，通常一種藥降一〇毫米汞柱，二種藥可以降二〇毫米汞柱，而且二種藥的副作用會互相抵消。」

患者兒子是高中英文老師，其實也了解我說的，他接著很理性的問我：「要降到多少才理想呢？」

終於聽到比較像樣的問題，我清清喉嚨引經據典的說：「根據美國二〇一五年和中國二〇二一年發表的二個大型臨床試驗顯示，相對於把收縮壓降到一三〇至一四〇毫米汞柱，更積極降到一一〇至一三〇之間，短短三年間，心肌梗塞、腦中風及心臟衰竭等心血管疾病和死亡人數可以降低二六至二七%（見下頁圖表16）。所以每降低收縮壓一毫米汞柱，罹患心血管疾病的風險可降低二%（白人），甚至三%（華人）。

「因此你爸服用二種高血壓藥，收縮壓至少降二〇毫米汞柱，未來心血管的風險可以降低四〇%以上。」患者和兒子臉上終於露

圖表 16 二大高血壓臨床試驗

	STEP	SPRINT
發表年份	2021 年	2015 年
參與族群	華人	白人
參與患者總數	8,511 人	9,361 人
試驗時間	3.11 年	3.11 年
治療血壓策略	110 ～ 130 相對於 130 ～ 150mmHg	<120 相對於 <140mmHg
平均血壓差距	9.2mmHg	13.1mmHg
心血管疾病減少程度	26%	27%
每毫米汞柱降幅可以降低心血管疾病之比例	約 3%	約 2%

資料來源：作者提供
（根據 *N Engl J Med*. 2021;384:1921-1930.; *N Engl J Med*. 2021;385:1268-1279）

出我未曾看過的笑容。

患者和兒子一面向我道謝，一面轉身準備離開，我趕緊拉著患者的手做最後叮嚀：「還有最後一件事要做，就是調整生活型態（見下頁圖表17）。」

我又拿了另一張衛教單跟患者兒子說要做S-ABCDE，他畢竟是英文老師，馬上就看懂了，很滿意的對我說：「想不到非藥物的生活調整也這麼有效。」

我馬上回應：「沒錯，如果這六個事項均能好好達成，收縮壓可以再降一〇以上、甚至二〇毫米汞柱，下次回診高血壓藥可能有機會減少。」

患者和兒子連忙道謝並起身離開，我依稀聽到患者說：「我們找對了醫院，看對了醫生！」

圖表 17 S-ABCDE 調整生活型態的做法及效果

縮寫	英文意義	中文意義	做法	收縮壓降低幅度（mmHg）
S	Sodium Restriction	限制鈉攝取	每日 5 ～ 10 克食鹽	2 ／每減少 1 克食鹽
A	Alcohol Limitation	限制酒精攝取	每日純酒精 男性 <14 克 女性 <7 克	2 ～ 4
B	Body Weight Reduction	減輕體重	BMI 20 ～ 24.9kg/m^2	1 ／每減少 1 公斤體重
C	Cigarette Smoking Cessation	戒菸	完全不能吸菸	雖對血壓無直接影響，但可減少心血管疾病
D	Diet Adaptation	飲食調整	建議得舒飲食（詳見頁 119）	10 ～ 12
E	Exercise Adoption	規律運動	每週 5 ～ 7 天，每次至少 30 分鐘的中等強度有氧運動	6

資料來源：作者提供

（根據《2022 年台灣高血壓治療指引》，*Acta Cardiol Sin*. 2022;38:225-325）

護心八要點 2 控制血脂

我唸陽明醫學院（現為陽明交通大學醫學院）時住校，同學感情非常融洽，畢業至今仍常常開同學會。近年來，大家年紀大了，小孩多數都成家立業，聚在一起的機會比以前多。

我是班上唯一仍留在醫學中心的心臟內科醫師，經常被當健康顧問，於是索性替老同學們規劃一堂完整的心血管保健課。

昔日班代尹主任一向熱心公益，至今仍受大家尊崇，奉為萬年班代。他問這堂課的名稱是什麼，我不假思索就建議用「活到一百不是夢」為題，他一聽馬上說超讚。

我必須說這個題目果然深具吸引力，有些不曾出現的同學竟然都一一露面。

當天的課程內容一點也不含糊，重頭戲當然是三高問題。

課程進入第二單元高血脂時，我故作神祕賣關子，先默不吭聲環視全場，見大家都提高注意力後，才問：「你們低密度脂蛋白膽固醇是多少？」

結果，不出我所料，大家普遍的答案都是超過一〇〇毫克／分升。我接著問：「你們猜猜我的是多少？」

只見同學個個滿臉狐疑盯著我問：「多少？」

我這才面露得意神色，清了清喉嚨說出答案：「二五！」然後接著說：「小嬰兒出生時就是二五左右！」此言一出滿座騷動。

「什麼？」

「真的假的？」

「不是大家都一〇〇多嗎？」

「心臟內科醫師都這麼極端嗎？」

接著，我請大家算術：「現在，把你的低密度脂蛋白膽固醇數字乘上年齡，告訴我是多少？」

同學們爭相說出自己的答案：「我的八一九。」「我的一〇、三六八。」「我的六、四二六。」

也有人納悶的大聲抗議：「算這個做什麼？」

終於到了謎底揭曉的一刻，我不疾不徐播放第一張投影片（見下頁圖表18）。

「如果你的數值大約是八、五〇〇，那麼一年內罹患心肌梗塞的機會就有五％！」

一受到刺激，有些剛剛不曾仔細計算的同學馬上認真起來，喧鬧中有人驚呼：「我超過一萬！怎麼辦？」

我伸出雙手作勢安撫大家，接著開始仔細解說「累積暴露量」的概念。

「血中的低密度脂蛋白膽固醇會經年累月累積在血管壁。例如，

圖表 18 低密度脂蛋白膽固醇累積暴露量和心肌梗塞發病年齡的相關性

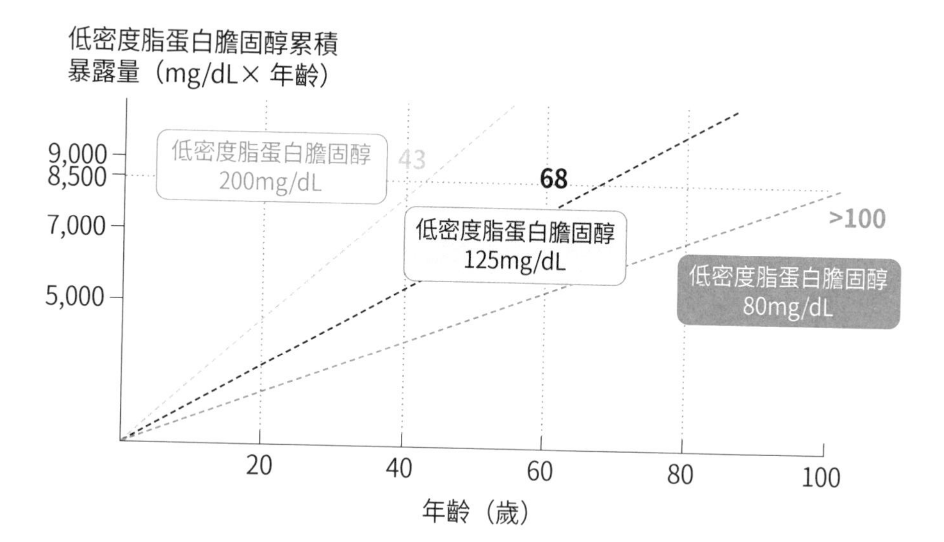

資料來源：作者提供
（根據 *J Am Coll Cardiol* 2018;72:1141-1156）

普通成年人平均低密度脂蛋白膽固醇大約一二五毫克／分升，八、五〇〇除以一二五，就是六八，這表示一般人到了六十八歲時，有五％機率罹患急性心肌梗塞。

「但是如果一輩子的低密度脂蛋白膽固醇只有八〇，那要發生心肌梗塞就得等到一百歲以上。有些遺傳性高膽固醇血症患者的低密度脂蛋白膽固醇可能高達二〇〇，甚至更高，那麼很可能四十歲出頭急性心肌梗塞就找上門。

「有些重度遺傳性高膽固醇血症患者，低密度脂蛋白膽固醇可能高達五〇〇或六〇〇，甚至更高，常常十幾歲就發生急性心肌梗塞。文獻上曾有一個小朋友二股基因分別來自有遺傳性高膽固醇血症的爸媽，低密度脂蛋白膽固醇超過一、〇〇〇，不到六歲就急性心肌梗塞發作。各位同學請看這張圖，一切就不難理解了。」

說到這裡，現場氣氛開始凝重起來。原本坐在布幕側面的學嫂們也紛紛起身，腳步輕移站在我身旁，她們說這樣看得、聽得比較清楚，可見大家對心肌梗塞都不敢掉以輕心。

為了緩和現場的情緒，我立刻轉移話題：「別擔心，現在有十分有效的藥物來減少低密度脂蛋白膽固醇，可以像我一樣降到三〇以下。那要降到多少最好呢？」我一面切換到第二張投影片（見下頁圖表19），一面自問自答：「至少要降到七〇以下，而且原則上愈低愈好！」

聽到這句話，大家又紛紛蹙眉不解。

「要知道，冠狀動脈斑塊破裂就會發生急性心肌梗塞，斑塊厚度愈厚，破裂機率愈高。反之，如果積極將低密度脂蛋白膽固醇降到七〇以下，斑塊厚度就會逆轉，降得愈低，逆轉愈明顯。

「簡而言之，就是讓冠狀動脈『逆齡』。除了斑塊逆轉的研究，三十多年來，已經有二十個以上的臨床試驗、超過十七萬名患者參

圖表 19 **斑塊逆轉或增厚和低密度脂蛋白膽固醇的關聯性**

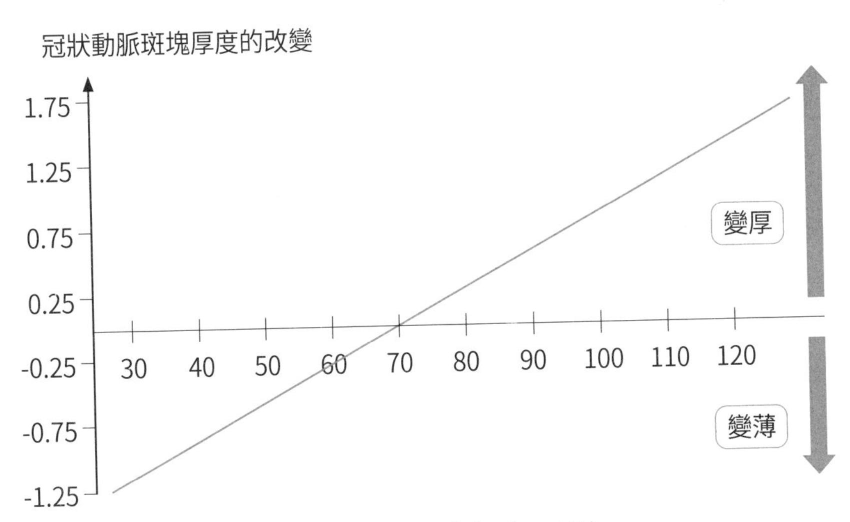

資料來源：作者提供

（根據 *N Engl J Med.* 2007;356:1304-16; *JAMA*. 2016;316:2373-2384）

與，明確證實使用他汀類藥物能減少低密度脂蛋白膽固醇，每降低三九毫克／分升可以減少二二％心血管罹病率。

「所以，目前國內外治療指引一致建議降到七〇以下最安全。當然，愈低愈好，像我就是超前部署。」大家聽到有科學根據的試驗與建議，逐漸面露喜色。

我接著介紹藥物服用新知，「如果吃常用的他汀類藥物有副作用，還有別的方法。像我吃他汀類藥物有肌肉相關副作用，現在改用針劑，每二週注射一次，未來還有半年打一針的新藥劑可用，效果都非常好。」

一如預期，馬上有人發問：「電視廣告的紅麴、大燕麥什麼的，有效嗎？」

這個問題我早有準備：「我們的膽固醇有八〇％是肝臟製造的，這個部分必須靠藥物控制，吃進去的膽固醇大約只有二〇％，所以用食物控制最多只能降二〇%。紅麴類保健食品本身就是類似他汀類的成分，降幅頂多二〇至三〇%。

「如果服用他汀類藥物會產生肌肉方面的副作用，才可以改用紅麴類保健食品試試看。不過，由於這類保健食品並沒有大型臨床試驗證實具有降低心血管疾病的功效，所以我不太建議使用。我比較推薦採取怡妥這種阻斷膽固醇吸收的藥物，或試試看注射PCSK9抑制劑。」

同學們聽完紛紛發問：「降得太低會不會危險？」「不是有人說會增加腦出血機率嗎？」「膽固醇不是許多荷爾蒙的原料嗎？」在場都是醫學系同學，提問都很犀利深入。

我胸有成竹依序解答：「目前並無證據顯示低密度脂蛋白膽固醇降太低會有嚴重副作用。

「他汀類藥物最常見的副作用是肌肉病變，大概五至一〇%患者會出現肌肉痠痛，只要停藥都會緩解。至於真正造成橫紋肌溶解症的，大約只有萬分之一的機率。」

我繼續切換投影片做解說：「在PCSK9抑制劑之單株抗體的臨床試驗中，有五百多位患者血中低密度脂蛋白膽固醇雖降到一〇毫克／分升以下，但保護心血管的作用並未受到影響，而且副作用也沒有增加。

「目前降血脂藥不會增加腦出血機率，因為大腦細胞會合成自己需要的膽固醇，而使用降血脂藥並不會影響體內荷爾蒙濃度。」

最後做結論時，我又特別叮囑大家：「目前使用他汀類藥物就可以降低約五〇％的低密度脂蛋白膽固醇，合併服用怡妥降幅可以高達七〇％以上，也就很容易成功將低密度脂蛋白膽固醇維持在七〇毫克／分升以下，就算患者對於口服藥物無法耐受，還可以選用針劑，所以控制膽固醇可以說是三高中最容易的。」

話剛說完滿堂喝采，掌聲如雷，誰知道這時候居然開始上菜，我瞥見滿桌爌肉、龍蝦，對照剛才苦口婆心的課程，不覺脫口而出：「你們看，考驗就在眼前！」引得大家面面相覷、尷尬莞爾。

護心八要點 3 控制血糖

上週門診來了一位七十多歲的老先生，陪診的女兒把患者的病況做了完整陳述。

「近半年來，爸爸走路十來分鐘就會感到右側小腳痠痛，必須休息幾分鐘後才能再走。住家附近診所的醫師說，可能是動脈阻塞造成的。」女兒表示幾經打聽後，決定來找我求診。

我詳細問了病史並進行全套理學檢查，發現患者手部脈搏正常，但右足背動脈幾乎摸不到搏動，而且右小腿溫度較左小腿低。加上患者是老菸槍，已經持續至少三十年一天吸一包菸。

我告訴女兒：「你爸爸罹患一種『間歇性跛行』的病症，應該是周邊動脈阻塞引起的，但是我們必須先排除是否還有其他疾病，例如栓塞症等。」

接著，我趕緊問了一個最重要的問題：「你爸爸有糖尿病嗎？」患者女兒說：「應該沒有吧？不過很久沒有檢查了。」於是，我連忙要患者進行包含都卜勒超音波在內的相關檢查，並約了二週後回診。

二週後患者依約回診，我根據檢查結果可以確定他是周邊動脈阻塞疾病，但抽血數值卻另有驚人發現。

患者女兒看我眉頭緊鎖，焦慮的問我：「怎麼了？我爸哪裡出問題了？」

「你爸爸的糖化血色素是一一．二%，非常高，確定是糖尿病，而且可能有一段時間了。」

女兒說：「怎麼會呢？他完全沒有糖尿病的症狀啊！」

我慢慢解釋給他們聽：「過去常說糖尿病有吃多、喝多、尿多三大典型症狀，但其實現在並不常見，很多病例是已經出現糖尿病併發症，才發現罹病，而且有三〇%患者是周邊動脈阻塞或心臟衰竭才發現有糖尿病。」

女兒接著問：「爸爸的空腹血糖是多少？」

「上次你爸爸未空腹就先抽血了，所以沒有空腹血糖的數值。」

女兒又問：「這樣準嗎？」

「其實糖化血色素是反映最近九十天內的平均數值，一般而言，比空腹血糖更有意義。」我接著進一步解說，糖化血色素大於或等於六．五%就可以診斷為糖尿病。如果空腹血糖超過一二六毫克／

分升當然也可以確診糖尿病。

「對於尚未達到確診糖尿病標準的人，我們可以根據糖化血色素更準確預測未來心血管疾病發生率（見下頁圖表20）。只要大於五・五％，未來出現糖尿病、冠狀動脈心臟病、腦中風的機率，甚至死亡率都會增加。」

我告訴他們，其實台灣的糖尿病患者大都是罹患第二型糖尿病，占九六％，目前台灣約有二百三十萬的第二型糖尿病患者。「第二型糖尿病有二大併發症：大血管病變及小血管病變。大血管病變包括腦中風、冠狀動脈心臟病及周邊動脈阻塞疾病等，你爸爸就是。而小血管病變包括視網膜病變、腎病變及周邊神經病變。」（見頁九六圖表21）

患者女兒聞言又更焦急的問：「爸爸的數字超過一一％，是不是有立即危險啊？」

圖表 20 未罹患糖尿病者，糖化血色素可以預測未來心血管罹病率及死亡風險

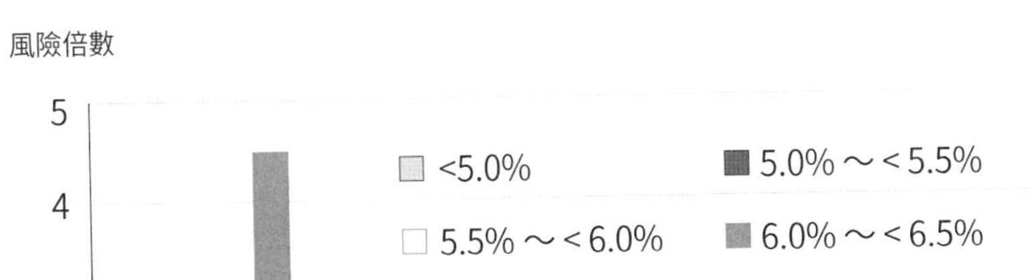

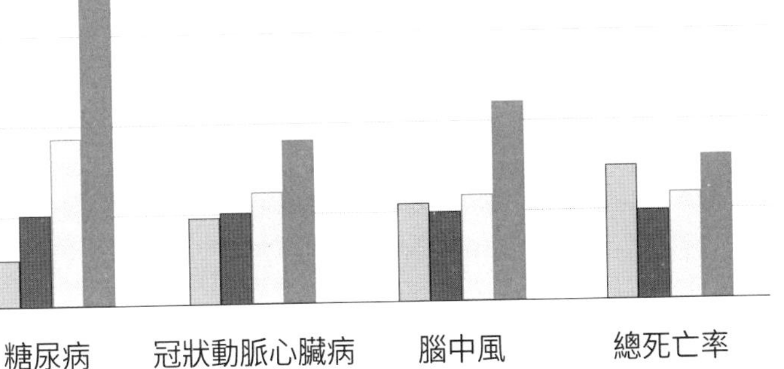

資料來源：作者提供
（根據 *N Engl J Med* 2010;362:800-11）

圖表 21 糖尿病的大小血管併發症

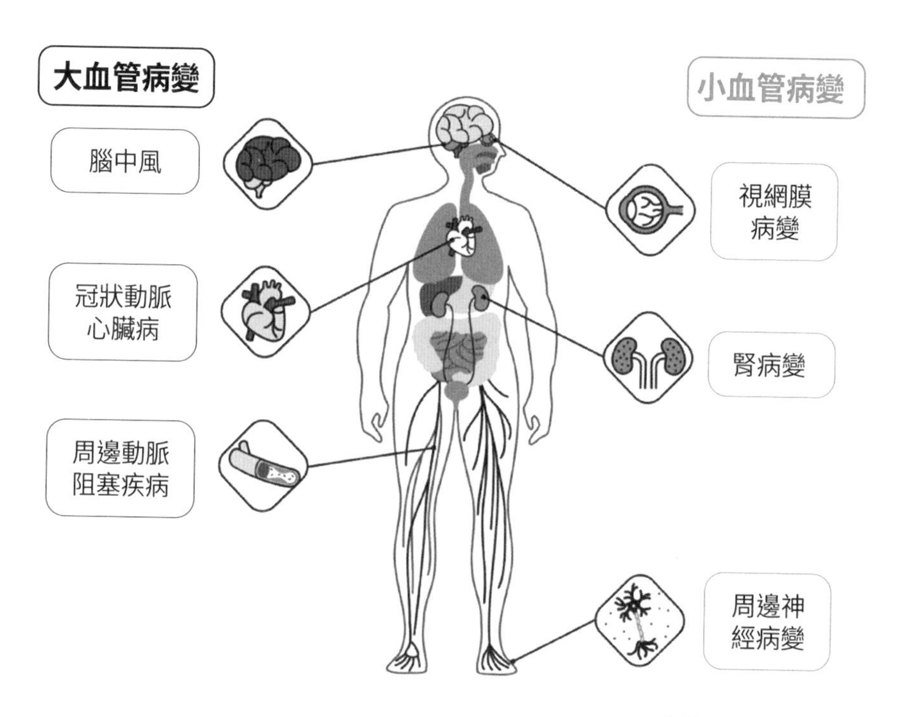

資料來源：作者提供

我查看患者其他抽血數據，發現患者的腎絲球過濾率已經降到四二毫升／每分鐘，表示腎功能已經進入第三期腎病變，於是回道：「應該沒有立即危險，但要馬上開始藥物治療。」

我安慰他們別擔心，因為現在新的糖尿病藥物很多，除了降血糖，還可以兼顧減少心肌梗塞、腦中風和心臟衰竭，甚至改善腎功能，而且我們現在強調的是盡量使用不會造成低血糖副作用的藥物。

「一般而言，每降低一%的糖化血色素，總死亡率、大小血管併發症及心臟衰竭都會有效降低。」（見下頁圖表22）聽到這番話，患者和女兒看起來安心許多。

最後我向兩人說明，治療計畫是先用長效胰島素加上二甲雙胍及葡萄糖轉運蛋白－2 抑制劑（SGLT2 抑制劑），並清楚解釋這些藥物的優點和副作用。

患者女兒仍心存疑慮：「打胰島素不是會增加洗腎風險嗎？」

圖表 22 糖化血色素每降低 1%，即可有效降低糖尿病併發症

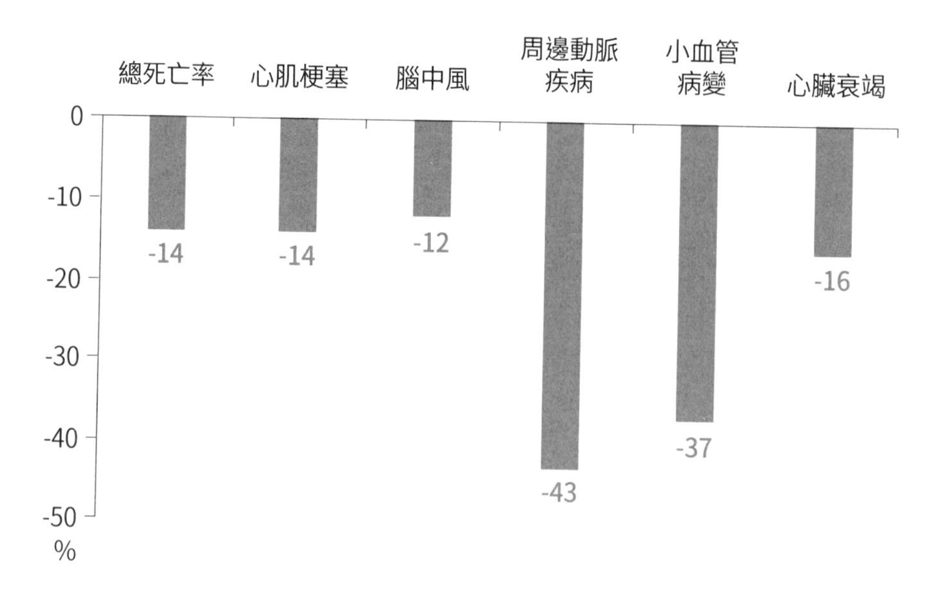

資料來源：作者提供
（根據 *BMJ* 2000;321:405-12）

我連忙糾正：「這是錯誤觀念，等過一陣子血糖控制比較理想之後，是有機會停掉胰島素的。」

我同時安排學弟做周邊血管介入手術，準備打通患者右腳阻塞的動脈，也安排了整合性醫療，包含指導患者飲食、足部健康保養及衛教。

患者女兒離開前，仍難掩憂心的問：「要不要去掛糖尿病專科門診呢？」

「暫時不需要，我們已經安排好完整的團隊來照顧你父親了。」我最後叮嚀：「每天要喝至少二千毫升的水，以保護腎臟。」

三個月後患者回診，糖化血色素降到七．八％，腎絲球過濾率上升到五六毫升／每分鐘，右腳的導管手術也很成功。當天我就停掉胰島素，但加強口服藥。這次回診，患者和女兒終於展露笑容，而這正是醫護人員最期待與欣慰的！

護心八要點 4 吃得對

小學課本教的「病從口入，禍從口出」，我到現在才能真正體會「病從口入」的含義。

人是動物，從小到大、從老到死，身體所需的熱量、蛋白質、脂肪、維生素和礦物質都必須由體外供應，也就是得要吃進去。吃可是一大學問呢！

美國心臟學會二〇二一年公布護心飲食指南，根據非常充分的實證醫學證據，提供了具體建議，後文針對其中幾項詳細說明，包括：① 多吃蔬菜水果；② 吃全穀類食物；③ 選擇優質蛋白質；④ 選用液體植物油；⑤ 避免加工食品；⑥ 少吃含糖食物及飲料；⑦ 低鈉飲食；以及 ⑧ 限制酒精攝取。

①多吃蔬菜水果

建議每日需攝取足夠的蔬菜水果，尤其深色蔬菜比白色蔬菜更好，但不建議打成汁。一份蔬菜的份量是生菜一個飯碗、煮熟的半個飯碗，而一份水果大約是一個拳頭大小。

每日到底要吃幾份蔬果才夠呢？

根據一項針對六六、七一九位健康女性及四二、〇一六位健康男性的三十年追蹤研究，相對於每日只食用二份蔬果的人，每日食用五份蔬果的人總死亡率可降低一三％、心血管疾病死亡率可降低一二％、癌症死亡率可降低一〇％、呼吸道疾病死亡率可降低三五％（見下頁圖表23）。

這就是衛福部國民健康署（後文簡稱國健署）提倡「天天五蔬果」的主要證據來源。如果把蔬果做成冷凍食品、罐頭或果乾亦有相同效果，但不建議添加食鹽或糖。

圖表 23　相對於每日食用 2 份蔬果，食用 5 份蔬果可降低死亡率

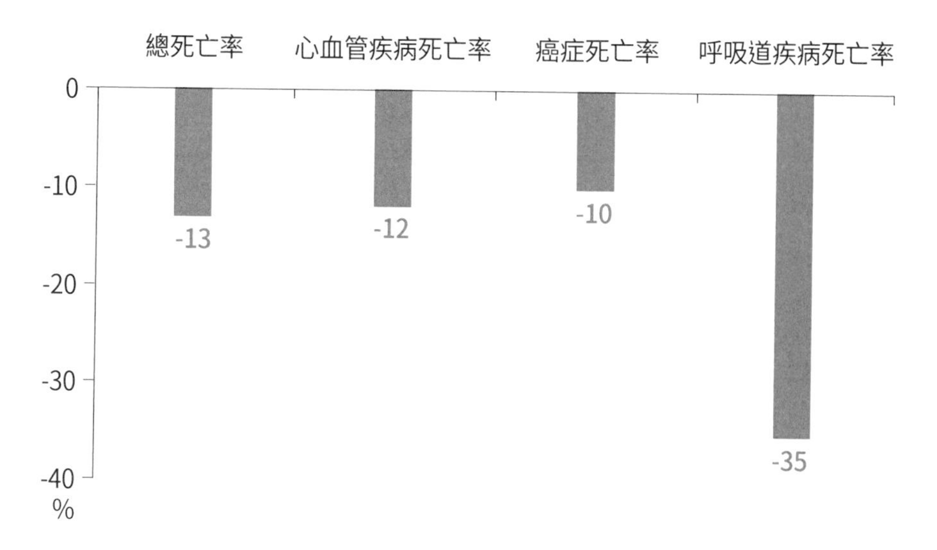

資料來源：作者提供
（根據 *Circulation* 2021;143:1642-1654）

②吃全穀類食物

全穀類食物富含胚乳、胚芽、麩質及纖維素，我極度推薦。一項涵蓋一．三五億人年*追蹤的一百八十五個前瞻性研究及五十八個臨床試驗指出，每日食用一五克全穀類，可減少總死亡率六%、冠狀動脈心臟病七%、第二型糖尿病一二%及大腸直腸癌三%。每日食用八克纖維素，可減少總死亡率七%、冠狀動脈心臟病一九%、第二型糖尿病一五%及大腸直腸癌八%（見下頁圖表24）。

另一項根據八四、六二八名女性及四二、九〇八名男性的三十年長期追蹤亦顯示，將每日所需熱量之五%以全穀類取代，冠狀動脈心臟病可減少九%，但如以精緻澱粉類或含糖澱粉類取代，則冠

* Person Years，計算研究個體對研究以年為單位所貢獻的時間，將研究個體與被追蹤年數相乘後加總而得，例如追蹤一〇人二年，即為二〇人年；追蹤五人一年、五人二年，即為一五人年。

圖表 24 每日食用 15 克全穀類及 8 克纖維素可降低罹病率和死亡率

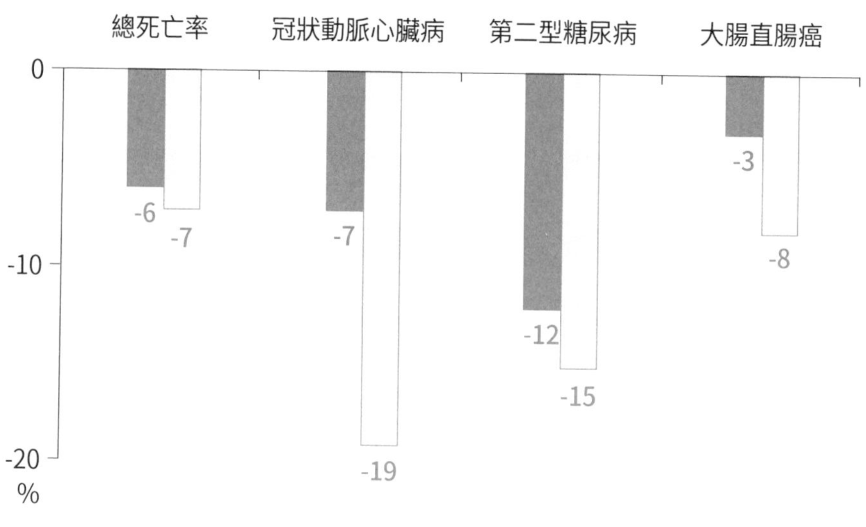

資料來源：作者提供
（根據 *Circulation* 2021;143:1642-1654）

狀動脈心臟病會增加一〇%。

還有一項研究顯示，每日食用五〇克全穀類，可減少總死亡率二二%、心血管疾病死亡率三〇%及癌症死亡率一八%。

此外，全穀類食物有利排便並可增加對腸道有利之微菌叢。

③選擇優質蛋白質

挑選蛋白質的種類，要基於以下四大原則：

原則一：以植物性蛋白質為主，尤其是豆類及堅果類

根據二十八項前瞻性研究的統合分析，每日食用大量豆類可降低冠狀動脈心臟病一〇%、高血壓九%以及肥胖症一三%（見頁一〇七圖表25）。

根據十九項研究的統合分析，每日食用大量堅果類可降低冠狀動脈心臟病八％、冠狀動脈心臟病死亡率二四％、腦中風死亡率一七％及心房顫動一五％（見下頁圖表25）。

原則二：多吃魚及海鮮，尤其是魚

根據一項三十四個前瞻性研究的統合分析，每日多食用一份魚（一〇〇克，如手掌心大小），則發生心血管疾病的機率會明顯降低（見頁一〇八圖表26）。一般建議每週至少吃二份魚，增加多元不飽和脂肪酸，但魚如果是用炸的，則無益心血管健康。

原則三：選擇低脂或無脂乳製品

目前對低脂或全脂乳製品何者較佳仍有爭議，但是有較充分的證據指向低脂乳製品。芬蘭一項長達四十年的追蹤研究指出，改變多項飲食及生活型態，包括以低脂乳製品取代全脂乳製品，冠狀動

圖表 25 每日食用大量豆類及堅果類可降低罹病率和死亡率

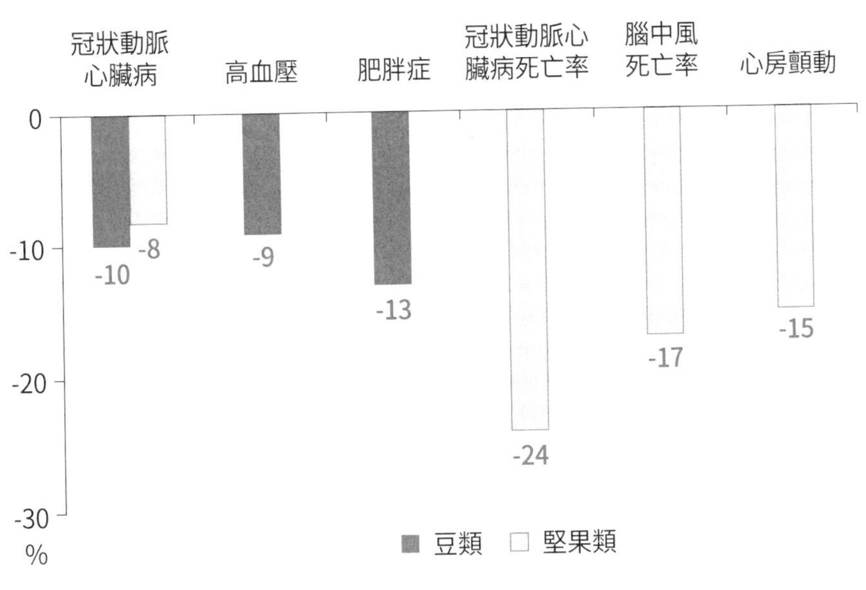

資料來源：作者提供
（根據 *Nutr Rev*. 2019;77:691–709; *Adv Nutr*. 2019;10 [suppl 4] :S308–S319）

圖表 26 每日多食用 100 克魚，可降低罹病率和死亡率

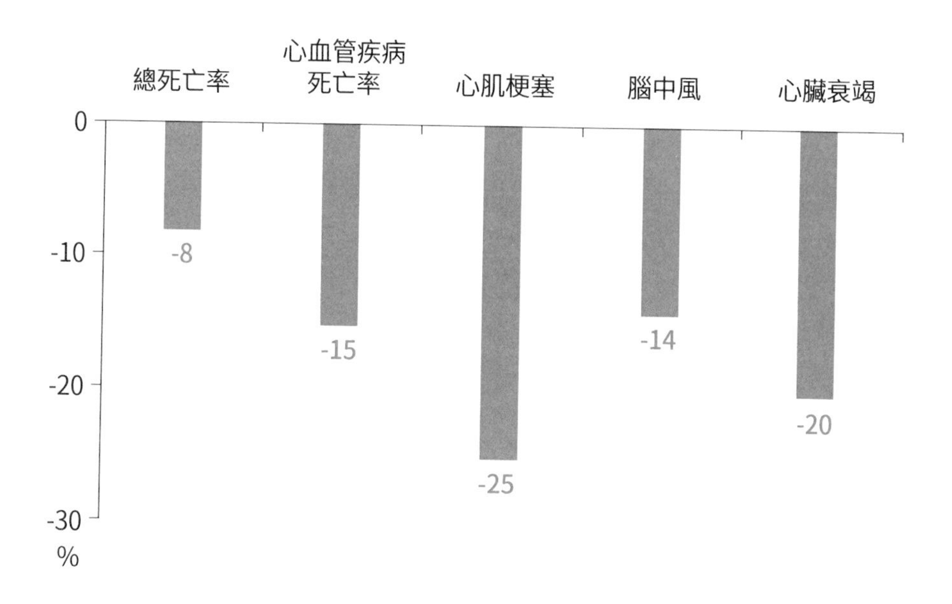

資料來源：作者提供
（根據 *Adv Nutr* 2020;11:1123-1133）

脈心臟病可減少八〇％。

然而有一項美國研究經過九年追蹤指出，提高飲食中的蔬果類、豆類、堅果類、魚及全脂乳製品攝取量，總死亡率可減少三〇％。

比較此二大研究，前者追蹤時間較長，因此目前美國心臟學會及中華民國心臟學會還是主張低脂乳製品較佳。

原則四：減少紅肉，並以白肉（如禽類或魚）取代

美國一項一百二十萬人年的追蹤研究指出，每日增加約半份紅肉（五〇克，如半個手掌心大小），八年後總死亡率會增加一〇％，如果是加工後的紅肉會增加一三％。

經過煙燻、烘烤或醃製等加工程序製成的培根、香腸、熱狗、火腿和臘腸等，都對健康不利。如果以禽類或魚等白肉取代，總死亡率可減少一一％、心血管疾病死亡率可減少二〇％。

④選用液體植物油

建議用液體植物油，避免使用會凝固的熱帶植物油（例如棕櫚油、椰子油）、動物油或部分氫化油。

芬蘭一項針對一、二二二人的六年研究將患者分二組，一組食用多元不飽和脂肪，主要是大豆油，另一組食用飽和脂肪，前者總膽固醇降低一四％，更重要的是冠狀動脈心臟病死亡率減少四一％。如果採行這項芬蘭研究加上美國、英國及挪威的研究結果，食用多元不飽和脂肪整體冠狀動脈心臟病罹病率可減少二九％，效果幾乎等同使用他汀類藥物。

另一項美國針對八四、六二八名女性及四二、九〇八名男性的追蹤研究，將整體熱量中五％飽和脂肪用不同營養成分取代，以多元不飽和脂肪最能減少冠狀動脈心臟病罹病率，其次是單元不飽和脂肪，而反式脂肪則無效果（見下頁圖表27）。

圖表 27 5%飽和脂肪以其他營養成分取代後，冠狀動脈心臟病罹病率的減少程度

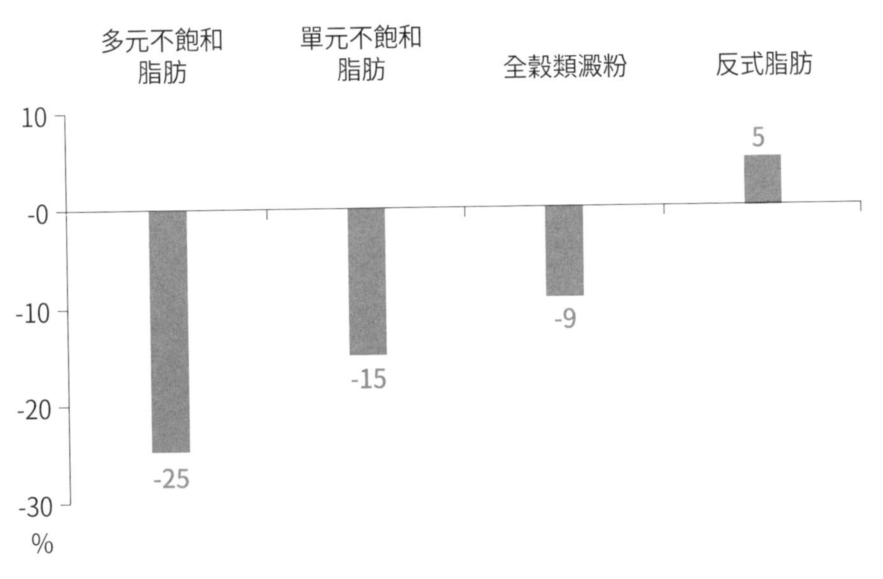

資料來源：作者提供
（根據 *J Am Coll Cardiol* 2015;66:1538-1548）

總死亡率、心血管疾病死亡率和癌症死亡率的減少也都以多元不飽和脂肪最有效，神經退化性疾病死亡率也是，例如阿茲海默症，而反式脂肪也同樣無效（見下頁圖表28）。

多元不飽和脂肪含量最多的是液體植物油，例如芝麻油、葵花油、大豆油和玉米油等；而會凝固的熱帶植物油（例如棕櫚油和椰子油等）及動物油，則富含飽和脂肪。

⑤避免加工食品

二〇〇九年巴西聖保羅大學提出NOVA食品分類法，根據加工程度將食品分成四類：未加工或輕度加工食品、經加工的烹調原料（例如精煉、磨碎等）、加工食品（例如添加鹽、糖或油等）和過度加工食品（例如添加人工色素、香料或防腐劑等），其中以過度加工食品最不利健康。

圖表 28 5%飽和脂肪以其他營養成分取代後，各疾病死亡率的變化

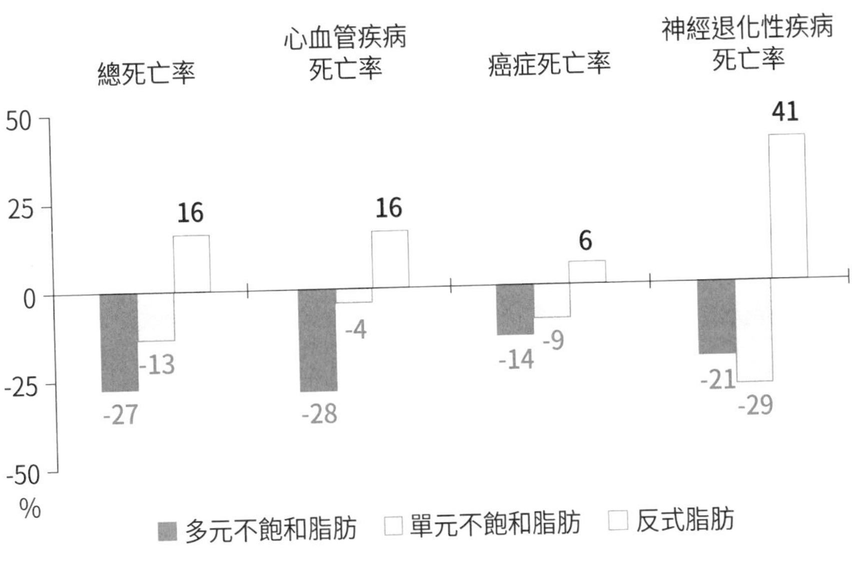

資料來源：作者提供
（根據 *JAMA Intern Med*. 2016;176:1134-1145）

根據一項針對超過十萬名法國人的六年追蹤研究，日常飲食每增加一〇％過度加工食品，糖尿病罹病率增加一五％、整體心血管疾病增加一二％（冠狀動脈心臟病增加一二％、腦中風增加一一％）。

有一項針對超過二萬名義大利人的八年追蹤研究發現，相對於吃最低量過度加工食品者，吃過量的人總死亡率增加二六％、心血管疾病死亡率增加五八％、冠狀動脈心臟病死亡率和腦中風死亡率分別增加五二％。

建議盡量不要吃過度加工食品，選擇未加工或輕度加工食品。

⑥少吃含糖食物及飲料

含糖飲料會增加肥胖及罹患糖尿病的風險，相較於每月喝不到一罐含糖飲料者，每日飲用至少一罐者罹患糖尿病風險增加八三％。

根據美國一項針對三七、七一六名男性及八〇、六四七名女性之三十年追蹤研究，含糖飲料會增加總死亡率、心血管疾病死亡率及癌症死亡率（見下頁圖表29），而且這些死亡率會隨著飲用量由低到高逐漸增加。

如果每日飲用二罐以上含糖飲料，總死亡率增加二一%、心血管疾病死亡率增加三一%、癌症死亡率增加一六%。平均而言，每日飲用一罐含糖飲料，總死亡率增加七%、心血管疾病死亡率增加一〇%、癌症死亡率增加五%。

代糖飲料對於罹患心血管疾病風險的增加比較不明顯（見頁一一七圖表30），雖然癌症死亡率並未增加，但罹癌風險較有爭議，例如阿斯巴甜被世界衛生組織（WHO）列為可能致癌物，但美國食品藥物管理局（FDA）並不同意這個觀點。

無論如何，要每天飲用無糖可樂二十一罐以上才有致癌可能，我認為代糖飲料只要不喝過多，目前是安全的。

圖表 29 含糖飲料飲用量和死亡率的關係

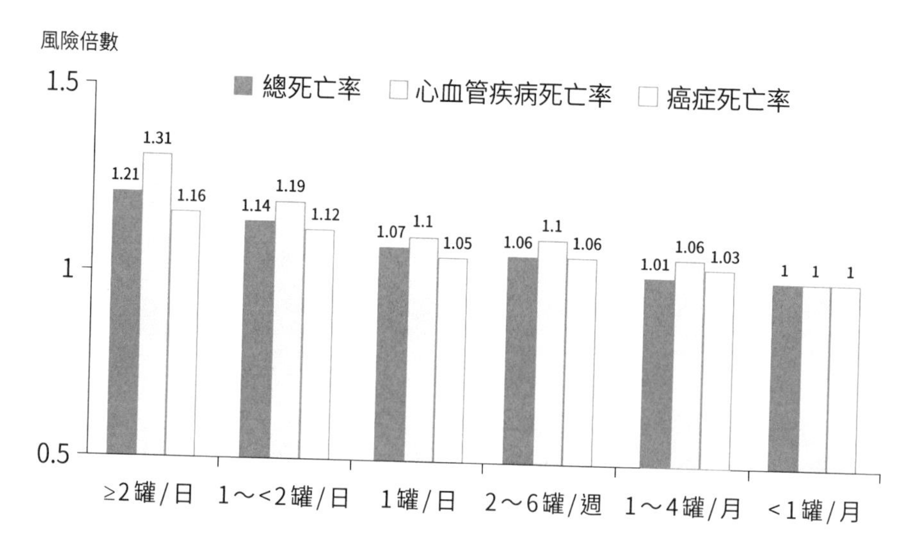

資料來源：作者提供
（根據 *Circulation*. 2019;139:2113–2125）

圖表 30 代糖飲料飲用量和死亡率的關係

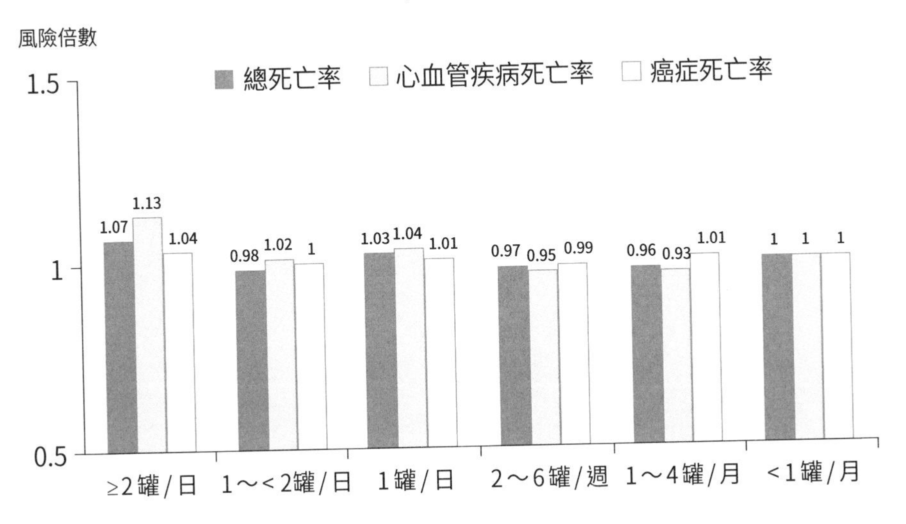

資料來源：作者提供
（根據 *Circulation*. 2019;139:2113–2125）

⑦低鈉飲食

鈉攝取量和高血壓息息相關，所以要注意鹽的攝取量，尤其東亞地區的種族大都是鹽敏感族群，食用等量食鹽後，血壓會比西方人明顯增加。

一般而言，加工食品占每日食鹽攝取量的四分之三，必須要加以限制。

降低高血壓的生活型態調整做法中，得舒飲食（詳見下頁）是各類飲食法裡最強調限制鹽分攝取的。

此外，利用代鹽取代一般食鹽也有效果，代鹽主要是以鉀鹽取代鈉鹽。

根據一項中國大陸研究，每日食用的鈉鹽如果有四分之一以鉀鹽取代，則收縮壓可以降三・三毫米汞柱、中風機率減少一四％、總死亡率減少一二％。

⑧限制酒精攝取

雖然酒精可以減少冠狀動脈心臟病，卻會增加出血性腦中風以及總死亡率，因此建議滴酒不沾，有喝酒習慣的人建議每日攝取量少於一份美國標準酒精，大約一四克純酒精，換算下來是五％酒精濃度的啤酒三五〇毫升、一二％酒精濃度的葡萄酒一二〇毫升，或酒精濃度四〇％的蒸餾酒三五毫升。

護心飲食，得舒第一

二〇二三年美國心臟學會公布十種常見飲食法，並以保護心臟的觀點，評估何者最能保護心血管系統（見下頁圖表31）。

排名第一的「得舒飲食」最能符合護心要求，這種飲食法強調食用蔬果類、全穀類、豆類及堅果類、魚類及禽類、低脂乳製品和植物油，不建議攝取紅肉、加工肉品、過度加工食品、全脂乳製品、

圖表 31 2023 年美國心臟學會公布 10 種常見飲食法護心排行榜

等級	飲食法	原始分數	標準化後分數
第一級	得舒飲食	9	100
	地中海飲食	8	89
	魚素飲食	8.25	92
	蛋奶素飲食	7.75	86
第二級	純素飲食	7	78
	低脂飲食	7	78
第三級	極低脂飲食	6.6	72
	低卡飲食	5.75	64
第四級	原始人飲食	4.75	53
	極低碳水飲食（生酮飲食）	2.75	31

資料來源：作者提供
（根據 *Circulation*. 2023;147:1715-1730）

動物油、熱帶植物油、含糖飲料，並強調低鹽及限制酒精類（見下頁圖表32）。

得舒飲食是十種飲食法中最能改善高血壓的，一個月可以降低收縮壓一一．四毫米汞柱。

此外，根據美國一項追蹤超過八萬名女性二十四年的研究，如果能夠完全遵守得舒飲食的要點，罹患冠狀動脈心臟病的機率可以減少二四％、腦中風減少一八％。

我也最推薦得舒飲食，日常三餐盡可能遵行。

地中海飲食，全脂不限鹽

地中海飲食和得舒飲食十分類似，只有幾點不同，地中海飲食建議大量使用橄欖油、可食用全脂乳製品、不限鹽，不太限制酒精攝取量，每天可以喝少於三〇〇毫升的紅酒。

圖表 32 得舒飲食建議與不建議攝取項目

建議攝取	不建議攝取
蔬果類	
全穀類	
豆類及堅果類	
魚類及禽類	紅肉、加工肉品、過度加工食品
低脂乳製品	全脂乳製品
植物油	動物油、熱帶植物油
低鹽	
限酒	含糖飲料

資料來源：作者提供
（根據 *Circulation*. 2023;147:1715-1730）

地中海飲食亦被證實可以減少心血管疾病，但是研究的追蹤時間較短，推薦度略遜於得舒飲食。

生酮飲食，低碳水難持久

另外值得一提的是生酮飲食，這種飲食法限制每日食用碳水化合物之熱量比例降到一〇%（即每日碳水化合物攝取量不超過五〇克），並降低蛋白質占熱量比例到一〇%以下（即每公斤體重攝取量為一．五克，例如體重七〇公斤的人每日攝取量不超過一〇五克），但大幅增加來自脂肪的熱量比例到七〇至八〇%。

生酮飲食可以降低三酸甘油酯，雖然可以減少體重，但很難持久。它也可以讓糖尿病患者降低糖化血色素，然而卻可能增加低密度脂蛋白膽固醇。這種飲食法減少攝取身體必要食物，增加了動物性蛋白質。

此外，過低的碳水化合物攝取量會增加總死亡率，若服用降血糖藥物 SGLT2 抑制劑亦不宜採用生酮飲食，會增加酮酸中毒風險造成死亡，所以目前各醫學相關學會的指南均不建議生酮飲食。

護心八要點 5 睡得好

充足睡眠是維持心血管健康的要素，現代人常縮短睡眠時間，把省下來的時間去做別的事，例如工作、上網等，這對心血管健康非常不好。睡眠不足非但會增加罹患心血管疾病、糖尿病、高血壓及肥胖的風險，憂鬱症和失智症的風險也會增加。

先不論睡眠品質好壞，光睡眠時間就和心血管疾病息息相關，一般醫學相關指南建議每日睡眠時間要七小時才足夠，我們也普遍認為睡眠不足比睡太多還危險，但其實不然。

一項共追蹤超過三百五十萬人長達三十年以上的統合分析指出，睡眠時間和總死亡率及罹患心血管疾病的機率呈現J型曲線，相對於一天睡七小時，睡眠時間超過七小時者比不到七小時風險更高（見下頁圖表33）。

當然，這並不是鼓勵大家可以少睡點，根據美國心臟學會護心八要點的建議，每人每日睡眠時間以七至八小時最佳，台大醫院簡國龍教授根據金山社區的研究，建議國人每日睡眠時間至少六小時。

護心八要點

6 多運動

我在某次同學會提到護心八要點中運動的重要性，強調每週中

圖表 33 每日睡眠時間不足和超過 7 小時者的罹病及死亡風險比較

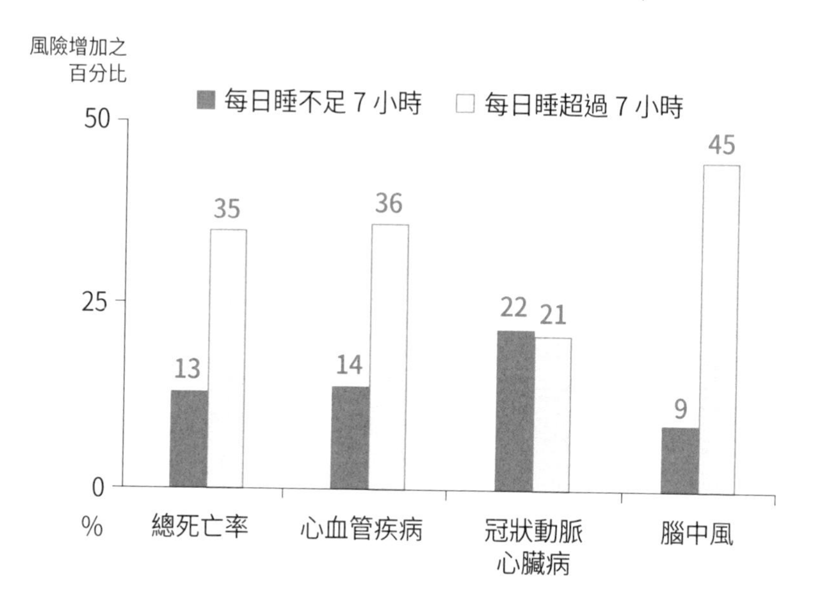

資料來源：作者提供
（根據 *JAm Heart Assoc.* 2017;6:e005947）

等強度運動要有一百五十分鐘才足夠，現場同學只有不到一半點頭，有一對班對稍帶羞愧的對我說，他們夫婦一週運動時間加起來不到一小時（而且他們甚至就住在天母運動公園旁）。

運動不足和睡眠不足一樣很常見，我們科內年輕主治醫師幾乎沒人達到每週一百五十分鐘的水準。

早在二〇〇八年美國心臟學會就公布護心運動原則，先把運動分成中等及高強度（見下頁圖表34）。基本要求是每週至少累積一百五十分鐘中等強度運動或七十五分鐘高強度運動時間，其實不難做到。

中等強度運動可以每週做五天，一天三十分鐘，或是一週做三天，一天五十分鐘。

高強度運動可以一週做五天，一天十五分鐘，或一週做三天，

圖表 34 中等和高強度運動的種類

中等強度運動	高強度運動
快走（時速 >5 公里）	慢跑（時速 <10 公里）或跑步（時速 >10 公里）
水上有氧運動	泳道來回游泳
自行車（時速 <16 公里）	自行車（時速 ≥16 公里）
網球雙打	網球單打
社交舞	有氧舞蹈
一般園藝	繁重園藝（持續挖掘，使用鏟、鋤）
	跳繩
	爬山

資料來源：作者提供
（根據 2008 *Physical Activity Guidelines for Americans*, www.health.gov/paguidelines）

一天二十五分鐘。

這項美國心臟學會的運動建議在後續研究也得到證實。在一項結合三十三個研究的統合分析中，每週一百五十分鐘中等強度運動者，罹患冠狀動脈心臟病的風險比完全不運動者減少一四%；每週從事二倍運動量（即每週三百分鐘中等強度運動）者，罹患冠狀動脈心臟病的風險比完全不運動者減少二〇%。

如果超過這個運動量，並不會明顯增加其他益處，但就算只做了一半的運動量（即每週只進行七十五分鐘中等強度運動），罹患冠狀動脈心臟病的風險也比完全不運動者低。

此外，根據美國一項針對超過六十萬人的長期追蹤，每週只執行一半運動量者（即每週只進行七十五分鐘中等強度運動），可以比完全不運動者還多活一．八年；每週執行三倍運動量以上者（即每週進行四百五十分鐘中等強度運動），可以比完全不運動者還多活四．五年。

高強度運動，例如跑步，對於降低心血管疾病風險也非常有效。根據美國一項針對超過五萬五千人的十五年追蹤研究，相對於不跑步者，跑步者總死亡率及心血管疾病死亡率分別減少三〇％及四五％，而且壽命可以延長三年。

相對於完全不跑步者，即使每週跑步不到五十一分鐘、跑不到十公里，或每週只跑一到二次、跑步時速不到十公里，總死亡率會明顯降低，心血管疾病死亡率也會減少。

也就是說，只做一點運動比都不運動好（見下頁圖表35）。

除此之外，美國心臟學會亦建議每週至少二天做伸展運動，包括仰臥起坐、伏地挺身或是單槓引體向上，這二天中每天要做二組運動，每組約八至十二次。

圖表 35 只做一點運動比都不運動好

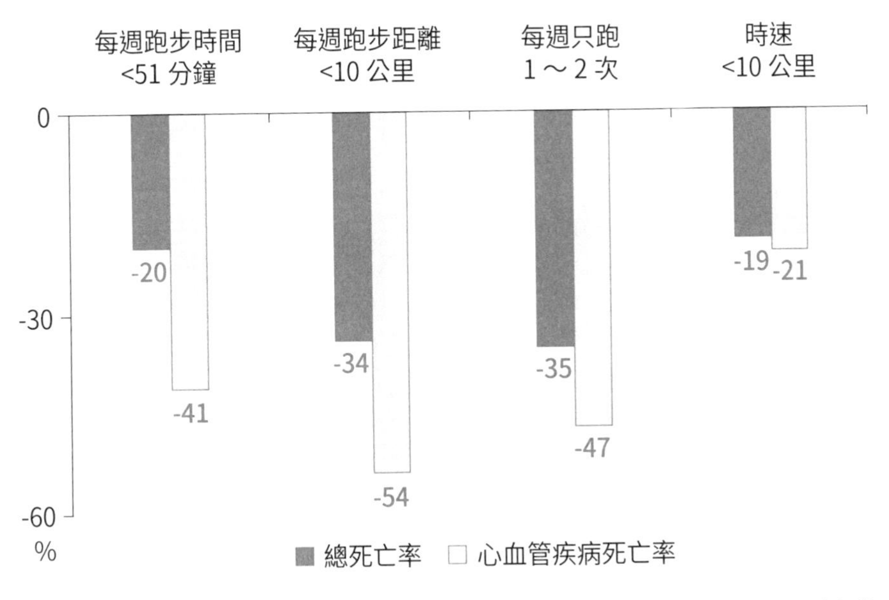

資料來源：作者提供
（根據 *J Am Coll Cardiol* 2014;64:472–81）

護心八要點

7 別太胖

說肥胖是「萬病之源」一點都不為過。

肥胖是許多疾病的危險因子，例如高血壓、糖尿病、冠狀動脈心臟病、腦中風、心房顫動和心臟衰竭等。目前全世界肥胖人口約十億，每年有四百萬人因肥胖死亡。

二〇二〇年，美國四〇％人口患有肥胖症，台灣的盛行率雖然沒有這麼高，但是從愈來愈高的青少年肥胖比例可以知道，台灣也逐漸有一樣的走向。

二〇二三年，世界肥胖聯盟（World Obesity Federation）估計，到了二〇三五年，全球將有半數人口處於超重或是肥胖狀態。

我們通常利用 BMI 評估肥胖程度，算法為體重（以公斤計）除以身高（以公尺計）的平方。BMI 多少最適當呢？

一個針對一百四十六萬名白人的十年追蹤研究發現，總死亡率最低的 BMI 落在二〇．〇至二四．九公斤／平方公尺。BMI 太高或太低均會增加總死亡率（見下頁圖表36）。尤其 BMI 超過三〇．〇，死亡率增加了四四％，BMI 如果超過四〇．〇，總死亡率會達到二．五倍以上。

亞洲人最理想的 BMI 落在哪個區間呢？

亞洲人肥胖症的表現和白人不同，明顯胖在內臟脂肪，相同 BMI，亞洲人內臟脂肪比白人多，而內臟脂肪比皮下脂肪更能引起心血管系統發炎及胰島素阻抗現象。因此亞洲人理想 BMI 落在一八．五至二二．九，比白人低。

控制體重的方法不外乎飲食控制加上運動，這是護心八要點中很重要的一環。

圖表 36 BMI 對總死亡率的影響

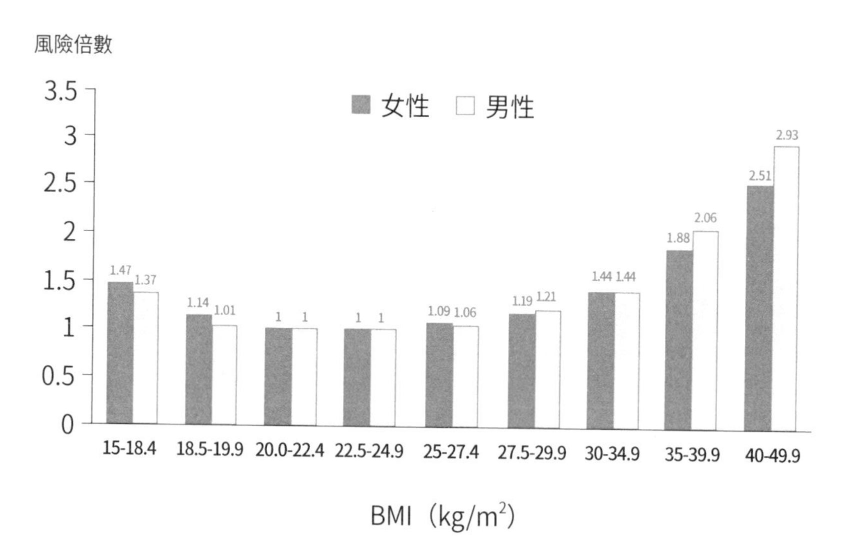

資料來源：作者提供
（根據 *N Engl J Med* 2010;363:2211-9）

護心八要點

8 不吸菸

吸菸是當前世界各國面臨的最重要公共衛生問題，據估計全球年輕男性有五〇％吸菸，年輕女性則為一〇％。

整個二十世紀全球有一億人死於吸菸相關疾病，二〇一〇年超過五百萬人、二〇一九年達到七百六十九萬人，如果這個狀況持續惡化，預估本世紀會有十億人因此死亡。

相較於不吸菸者，中年開始吸菸者平均壽命減少十年。如果能早點戒菸，則或許可以撿回未來可能失去的壽命，例如三十歲、四十歲或五十歲戒菸，壽命可以分別撿回十年、九年及六年，顯然愈早戒菸效果愈好。

此外，成年人如果能在四十歲以前戒菸，可以避免九〇％吸菸相關疾病。

於下頁圖表37可以看出，相較於不吸菸者，長期吸菸者死於冠狀動脈心臟病的人數男性和女性分別增加四倍及五倍。

吸菸和所有癌症均有關聯，尤其是肺癌，男女死亡率各增加二十三倍和十二倍。九〇%肺癌死亡是吸菸造成的，女性死於肺癌的人數比死於乳癌還高。

此外，相較於未吸菸者，長期吸菸者慢性呼吸道疾病死亡率男女各增加十七倍及十二倍。

八〇%呼吸道疾病死亡的案例是吸菸造成的，亞洲種族亦有類似發現，相較於不吸菸者，吸菸者罹患冠狀動脈心臟病、出血性腦中風及缺血性中風的機率分別增加六〇%、一九%及三八%。

二手菸的危害亦必須強調，對二手菸的安全劑量迄今沒有答案，

圖表 37 相較於從不吸菸者，長期吸菸者死亡率明顯增加

	冠狀動脈心臟病死亡率	肺癌死亡率	慢性呼吸道疾病死亡率
男性	4 倍	23 倍	17 倍
女性	5 倍	12 倍	12 倍

資料來源：作者提供
（根據美國疾病管制與預防中心 https://www.cdc.gov/tobacco/data_statistics/fact_sheets/health_effects/effects_cig_smoking/）

不過可以確定的是一旦吸入二手菸，在六十分鐘內，身體的發炎反應即開始增加，導致呼吸道病變，這種反應可以持續三小時。

二手菸對成人、孕婦、嬰兒及小孩都有很大危害（見下頁圖表38），導致成人出現冠狀動脈心臟病的機率增加二五至三〇%，而腦中風及肺癌的機率都增加二〇至三〇%。

如果太太懷孕了，先生更是不該吸菸，除了對大人有影響，也會造成胎兒體重過輕並增加嬰兒猝死症的風險。

二手菸對已出生的嬰兒也有影響，會增加嬰兒猝死症的機率；小孩吸入二手菸，出現各種上下呼吸道疾病，甚至中耳炎的狀況也會增加（見下頁圖表38）。

有些患者會問我：「我三餐飯後各吸一根菸，一天總共才吸三根，應該沒事吧？」這是錯誤觀念，一項針對二萬三千多名男性及

圖表 38 二手菸造成之危害

成人	· 冠狀動脈心臟病機率增加 25 ～ 30% · 腦中風機率增加 20 ～ 30% · 肺癌機率增加 20 ～ 30%
孕婦	胎兒體重過輕、嬰兒猝死症機率增加
嬰兒	嬰兒猝死症機率增加
小孩	肺炎、氣管炎、氣喘病、中耳炎

資料來源：作者提供
（根據美國疾病管制與預防中心
https://www.cdc.gov/tobacco/secondhand-smoke/health.html）

一萬九千多名女性歷經三十年的追蹤研究指出，即便每日只吸一到四根香菸，其危害亦十分明顯（見下頁圖表39）。

不只冠狀動脈心臟病死亡率，連肺癌死亡率及總死亡率都明顯增加。因此全世界各種醫學相關指南，包括中華民國心臟學會的治療指引均建議「支菸不吸」，意即吸一支菸都不可以。最新護心八要點亦不例外。吸菸者現在應該馬上熄滅手上的菸！

本書一開始便以長篇的導論詳盡說明心血管疾病症狀與預防之道，讀者可參閱頁一四二、一四三圖表40，時時複習並確實執行。

圖表 39　每日吸 1 ～ 4 根香菸增加的死亡率風險倍數

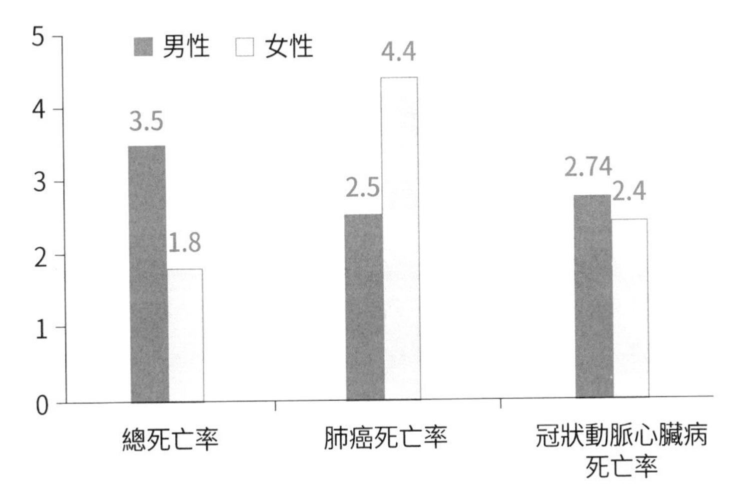

資料來源：作者提供
（根據 *Tobacco Control* 2005;14:315-320）

護心八要點	重點
4 吃得對	1 多吃蔬菜水果 2 吃全穀類食物 3 選擇優質蛋白質 4 選用液體植物油 5 避免加工食品 6 少吃含糖食物及飲料 7 低鈉飲食 8 限制酒精攝取
5 睡得好	1 每日至少睡 6 小時 2 最好睡 7 小時 3 不是睡愈久愈好
6 多運動	1 每週至少累積 150 分鐘中等強度運動，或 2 每週至少累積 75 分鐘高強度運動 3 只做一點運動比完全沒運動好
7 別太胖	1 BMI 維持 18.5 ～ 22.9kg/m^2 2 飲食控制加上運動
8 不吸菸	1 及早戒菸 2 拒絕二手菸

資料來源：作者提供

圖表 40 護心八要點重點整理

護心八要點	重點
1 控制血壓	1 以「七二二法則」測量血壓，連續量 7 天、早上起床和晚上睡前各連續量 2 次 2 收縮壓維持 130mmHg 以下可有效降低罹患心血管疾病的風險 3 根據 S-ABCDE 調整生活型態： S：限制鈉攝取 A：限制酒精攝取 B：減輕體重 C：戒菸 D：飲食調整 E：規律運動
2 控制血脂	1 血脂怕高不怕低 2 減少低密度脂蛋白膽固醇至 70mg/dL 以下 3 他汀類藥物、怡妥及 PCSK9 抑制劑可有效減少低密度脂蛋白膽固醇
3 控制血糖	1 糖尿病未必有吃多、喝多、尿多症狀 2 糖化血色素每降低 1 %，即可有效降低糖尿病併發症

第1章

心血管疾病14大迷思

心臟好不好，是天生或遺傳的嗎？

台灣新生兒大約只有〇．一三％與生俱來心臟發育不良，患有先天性心臟病。除此之外，絕大多數人天生都有一顆好心臟——心肌、瓣膜、心室、心房和心血管樣樣俱全也都健康。

心臟在胚胎期如果發育不正常，嬰兒出生後發生的心血管疾病通稱為先天性心臟病，有些來自父母遺傳，有些是母親孕期感染病毒所致。

根據醫學統計，如果父母有先天性心臟病，嬰兒患有先天性心臟病的機率比常人高五倍，台灣新生兒先天性心臟病總體發生率大約是〇．一三％。造成先天性心臟病的具體原因不明，舉凡母體遭到放射線照射、病毒感染、服用藥物、荷爾蒙異常、糖尿病或是高齡懷孕等，都可能會造成影響。

然而，即使天生一顆好心臟，也不能確保成年後不會發生心血管疾病。心臟好不好雖然有先天條件，但使用者的後天生活型態、總體健康狀況才是最大的關鍵因素。我常說，人生有很多事情無法掌握，但健康絕對是自己能控制的。

醫學上將心臟病定義為心血管疾病，涵蓋心臟本身、心臟血管與全身血管的病症，可分為六大類：

1 **冠狀動脈心臟病**：例如狹心症與心肌梗塞。動脈硬化可能會出現在全身，但出現在心血管最嚴重。

2 **心肌病變、心臟衰竭**：心肌無力、心臟硬化。

3 **心律不整**：心跳太快或太慢都不正常。

4 **瓣膜退化、風溼性心臟病**

5 **先天性心臟病**

6 **肺高壓**：肺動脈壓力過高，右心室無法將血液打進肺部交換氧氣，當肺動脈壓力愈來愈高，心臟負荷就愈來愈重，右心室就會衰竭。

我們常聽到廣告詞出現「心臟無力」，但何謂好心臟？「有力」不見得就是好心臟。想知道自己心臟夠不夠好，最準確的方法是測量最大耗氧量，但必須用機器才能檢測。

我個人認為最簡單的測試是慢跑三十分鐘，如果不喘不累，算是好心臟；如果又喘又累、上氣不接下氣，就必須提高警覺，趕緊讓專科醫師做進一步檢查。

但是，心臟好不表示血管也好，要知道血管好不好，必須另外做檢查，例如做「運動心電圖」檢測。這是一種壓力試驗，又稱「運動耐受力試驗」，可以評估冠狀動脈心臟病及嚴重程度。

中老年人才會罹患心臟病嗎？

除了先天性心臟病，國人最常發生的心臟疾病是冠狀動脈心臟病，主要原因是三高（高血壓、高血脂、高血糖）及其他危險因子。以往，心肌梗塞容易發生在中老年人身上，因為三高是慢慢累積而成。

可是近十年來，心臟疾病早已不是「老人病」，根據國健署調查，國人三十五至四十五歲心肌梗塞發生率增加近三〇％之多，高血脂盛行率達二六％，心臟疾病風險比其他國家高了三倍！同時，台灣有九〇％心血管疾病患者都和高膽固醇血症有關。

心血管疾病為什麼年輕化？

簡單來說，現代人生活豐足飲食無度、吸菸、睡眠不足、少運動，加上數位時代使用3C產品時間遽增、靜態工作形式增加，都將心血管疾病的年齡層往下拉。

為什麼五十五歲以下早發心肌梗塞患者十個有九個是男性？因為男性動脈硬化發生率較高、吸菸人數也多、三高的比例也高，連帶心血管罹病率就高於女性。

此外，女性荷爾蒙有保護心血管的作用。

既然如此，這也表示心臟疾病可以預防！而且，心臟除了橫紋肌癌，沒有其他癌症，而癌症無法有效預防，心臟疾病卻可以。

大家耳熟能詳一句俗話：「肝不好，人生是黑白的。」我要說：「心血管不好，人生瞬間當機登出。」尤其心肌梗塞不發生則已，一剎那爆發就是生死交關，可說是潛伏的隱形殺手，不可不慎。

心血管疾病與性別有關嗎？

心血管疾病發生率與性別有關，而且全世界都類似。一般而言，男性發病年紀比較早、女性較晚，而且男性以心肌梗塞為主。研究也顯示，五十五歲以下早發性心血管疾病患者女性比例較低，十個有九個是男性。

之所以男女有別，是女性荷爾蒙對心血管有保護作用，因此女性停經後失去這個保護，罹患心血管疾病的人數就變多。

然而，以總體心血管疾病發生率來說，男性比女性容易發病，猝死的情況也多於女性，所以我們常在新聞上看到男性名人、高官猝死，較少看到女性猝死事件。

女性停經後罹病率即升高，而且補充女性荷爾蒙也無助降低心血管疾病發生率。

大約二十年前美國做過雙盲性的第三期臨床試驗，給停經婦女服用女性荷爾蒙或安慰劑，觀察服用女性荷爾蒙是否能減少心血管疾病，結果不但沒有好處，反而增加血栓機率，也就是中風和肺栓塞會增加，反而有害，使得該研究提早喊停。

結論是停經婦女補充女性荷爾蒙，雖然可以減輕停經症狀的不適，但無法減少心血管疾病。

兩性的心血管疾病危險因子也不相同。例如，高血壓盛行率以女性居多，因為女性比較長壽。平均來說，女性比男性多活五年，而高血壓是隨年紀增長。

但糖尿病盛行率則以男性較多，因為肥胖、中廣身材以男性為多。不過這裡要加上種族變數，例如印度女性三十歲以上也多肥胖、中廣身材，因此糖尿病患者也多。

還有，女性的冠狀動脈比較細小、彎曲度比較大。

以整體心血管疾病症狀來說，男性最常下顎痛、典型胸悶，女性的症狀比較不典型（參見頁四八、四九）。

值得提高警覺的是，女性常常最痛的是上腹部、上背部，而且未必是痛，有時是悶，女性又比較耐痛，噁心、嘔吐的症狀也比較多，有時候心肌梗塞發作卻只是感覺疲倦，冒一點冷汗、肚子悶悶的，很容易誤判而造成誤診。這也使得女性心血管疾病的手術風險因為誤診、延誤就醫等而變高。

當女性有糖尿病或吸菸習慣，若出現前文提到的不典型症狀，就應該合理懷疑是心絞痛或心肌梗塞，立即就醫，千萬不要小看噁心這類狀況，非常危險。

男女的心血管疾病也有差異。男性容易罹患冠狀動脈心臟病、動脈硬化，女性則是心律不整的比較多，而心房顫動導致中風的比例也比較高。

心臟衰竭病症中，血液從心臟打不出去的（收縮性心臟衰竭）以男性為多，血液進不了心臟的（舒張性心臟衰竭）則以女性居多，尤其高齡且患有高血壓的女性。

而且，女性的服藥依從性比較差，因為人類社會以男性為主，社會文化習慣注重男性健康狀況，比較容易忽略女性的病痛。例如，阿公生病大家會很注意提醒他服藥，但是阿嬤生病家人比較不會去注意、逼著她服藥。

這個情況不僅是台灣，美國的研究結果也如此，男性是經濟主力，受到的矚目與要求比較高，因而有不錯的服藥依從性。

女性就連接受醫療照顧也較男性少，如果阿公胸悶大家會很緊張趕快帶他就醫，如果阿嬤胸悶可能覺得不會很嚴重，觀察看看再說，全世界皆然。

美國心臟學會有一個「Go Red for Women」（為女著紅）運動，參與者為了呼籲大眾重視女性健康，穿上大紅色衣服。

台灣經濟基礎好的中年女性比男性注重個人健康，但經濟條件差的女性只能顧全溫飽，尤其在鄉下地區。女性的營養攝取品質也不如男性好，兩性健康程度相差很多，這樣的不平等也是舉世皆然的現象。

還有一點值得注意，女性有糖尿病與吸菸問題者，罹患心血管疾病的風險是同樣有糖尿病與吸菸問題男性的四倍。真正原因不明，但臨床與門診統計上確實如此。

以往第三期臨床試驗八〇％案例都是男性，女性大約只有二〇％，女性的病例代表性其實不夠，幸而這個情況已經慢慢受到重視，醫界也努力平衡研究中的兩性比例，有些研究要求女性案例至少要占三〇％以上。男女罹患心血管疾病之差異，請見下頁圖表41。

圖表 41 男女罹患心血管疾病之差異

項目	男性	女性
高血壓	較少	較多
高血脂	一樣多	
糖尿病	較多	較少
心肌梗塞發生率	較多	較少
心肌梗塞發生年齡	較年輕 （中壯年）	較老
心肌梗塞死亡率	較高	較低
心肌梗塞重要致病因子	高血壓、高血脂	吸菸、糖尿病
冠狀動脈型態	較粗、較直	較細、較彎曲
心導管手術併發症	較低	較高
冠狀動脈繞道術死亡率	較低	較高
藥物治療完整性	較完整	較不完整

資料來源：作者提供

心血管疾病與種族、文化或生活型態有關嗎？

種族不同，心血管罹病率也有差異。簡單來說，心肌梗塞東亞人少、白人多；腦中風亞洲人多、白人少。

美國黑人的心血管罹病率最高。在整個東亞，包括日本、台灣與中國大陸，台灣的心肌梗塞百萬人發生率比較少。有些亞裔美國人因為改變飲食和生活習慣，也會影響罹病率。

美國心肌梗塞死亡人數，是死於中風的五倍；中國大陸高血壓管控不良，而血壓和中風的相關性較強，所以中國大陸到現在死於中風的人還是超過心肌梗塞。

風土文化的影響並不大，飲食文化與生活型態的影響較大。只要是地中海或得舒飲食罹病率都低，例如希臘、義大利和西班牙這些採行地中海飲食地區，即使中年男女都會發胖、身材中廣，但心肌梗塞盛行率都較其他地區少。

地中海飲食強調橄欖油、海鮮和紅酒，還有大量蔬菜、水果、豆類、堅果類和全穀類，奉行這類飲食法的人，的確罹患冠狀動脈心臟病的比例相對低。

而得舒飲食是美國國家衛生院（NIH）於一九九七年發表的健康飲食準則，如前文所述，是目前最被推薦的飲食方式。

環境是否有影響呢？比起南北地區的差異，影響較大的仍然是種族、基因及飲食。中國大陸北方人因為需要禦寒，吃肉多，心肌梗塞和中風比南方多；而印度地處南方，心血管疾病卻很多，可能是基因的影響。

心血管疾病只有天冷時才會發作嗎？

氣溫會影響心血管疾病嗎？答案是會的，特別是極冷或極熱的狀況，發作的可能性更高。

有個研究收集一九七九年至二〇〇〇年，全球每個城市氣溫最冷與最熱時，因心血管疾病死亡的人數。

結果顯示，極冷與極熱的死亡率都多，這表示太冷或太熱都不好，只不過仔細比較之下，發現太冷而死亡者比較多一點，尤其死於心臟衰竭的人數特別多。所以，氣溫太冷影響最大的是心臟衰竭，而非心肌梗塞。

這個研究提醒我們，前往天寒或酷熱地區旅行時，如果本身就有心血管疾病千萬記得定期服藥，絕對不可斷藥。特別是心臟衰竭的藥物完全不能中斷！

即使原本沒有診斷出心血管疾病的人，遇到極冷或極熱的溫度時，也要提高警覺。

例如，在極冷氣候中要注意保暖，不是只有留心頭部保暖，而是全身手腳、臉部、頸部和耳朵都要保暖。

我的建議是，氣溫極低時，除非萬不得已不要外出，如果要在這樣的情況下外出活動，可能需要參考愛斯基摩人全身穿上動物毛皮的禦寒裝備，才能得到充分的保暖防護。

但是，一般來說，怕冷或怕熱與心血管疾病無關，應該要注意有其他疾病，比方怕冷可能是甲狀腺素不足等相關問題，怕熱則有可能是心臟負荷大造成的，和心血管疾病無關。

預防心臟疾病應該定期做什麼檢查？

檢查項目分成一般人和有健康風險者來談。

● 一般人——定期檢查

定期量血壓、抽血和驗尿是為了超前部署，預防任何風險產生，排除三高風險，進而消除罹患心血管疾病的可能。在預防醫學上稱為「零級預防」，意味從根本上杜絕病因，不讓血壓、血脂和血糖有任何升高的機會。

● 有健康風險者——積極定期檢查

有風險者更應該積極做定期檢查，看三高控制得好不好，能確實做到就能控制心血管疾病的發病風險。在預防醫學上稱之為「初級預防」，目的是讓已經有三高問題的患者減少心血管疾病的發生率，例如冠狀動脈心臟病及腦中風。

假如是心肌梗塞患者，就要更積極避免再度發作，這叫做「次級預防」，若來不及做零級預防，到了初級預防甚至次級預防的階段，愈到後面階段愈危險，愈要積極處理。

若能遵從「護心八要點」就能有效做好預防，不論是有健康風險者或一般人，都能好好守護心血管健康。

所以，定期量血壓、抽血和驗尿，非常重要，千萬別以為這麼普通的體檢沒有用。

沒有三高的人，只要定期量血壓、抽血和驗尿就好。但四十歲以上或有心血管疾病家族史的人，應考慮做運動測試或其他檢查。

如果已經有三高，而且超過四十歲，就應該更積極做運動測試、冠狀動脈鈣化積分，甚至二五六切電腦斷層等檢查，才更為保險。下頁圖表42為定期檢查建議表。

此外，有些人是三高中一項非常高，另二項只有高一點點，這種人和有三高但都只高一點點的人相比，後者的心血管疾病發作風險比較大。

所以，能減少一個危險因子就能減少發病機率。

我在本書〈導論〉以「護心八要點」為基礎製作了一份「心血管健康指數表」（見頁六八、六九圖表12），每個人（三歲以上）都能用它算出健康分數來判斷如何守護自己的心血管。

如果得出的分數是五〇分以下，必須非常積極介入問題，八個要點都要管控好。相對的，假如分數很高，超過八〇分，那就可以好上加好。

圖表 42 定期檢查建議表

	血壓	血脂	血糖	其他項目
無心血管疾病家族史、無吸菸、非肥胖者				
≥ 20 歲	每 2 年 1 次	每 4 年 1 次	每 3 年 1 次	
≥ 40 歲	每年 1 次	每年 1 次	每年 1 次	有症狀時加做運動測試
有心血管疾病家族史，或有至少 1 種心血管疾病危險因子* 者				
≥ 20 歲	每年 1 次	每 2 年 1 次	每 2 年 1 次	一生至少做 1 次脂蛋白 a 檢查
≥ 40 歲	每年 1 次	每年 1 次	每年 1 次	1 一生至少做 1 次脂蛋白 a 檢查 2 有症狀時加做運動測試 3 可考慮加做冠狀動脈電腦斷層掃描以及鈣化積分檢查
有心血管疾病者				
不論年齡	每半年 1 次	每半年 1 次	每半年 1 次	1 依檢查結果調整藥物 2 一生至少做 1 次脂蛋白 a 檢查

* 心血管疾病危險因子包括高血壓、高血脂、糖尿病、肥胖和吸菸。

資料來源：作者建議及美國心臟學會（https://www.heart.org/en/health-topics/consumer-healthcare/what-is-cardiovascular-disease/heart-health-screenings）

冠狀動脈心臟病早期病變容易發現嗎？很不容易，因為冠狀動脈要堵塞到剩下二〇％才會有症狀，所以不做運動測試、不做檢查，根本看不出來，難以發現。幸好現在預防醫學意識抬頭，人人都有機會提早預防甚至超前部署。

運動測試一做就很清楚，可以知道血管是否堵塞得很嚴重、血流不夠。檢查方法有很多種，包括運動心電圖、核子醫學掃描或現在很流行的電腦斷層掃描。

美國近年在推廣四十歲以上的人定期做電腦斷層掃描，因為結果最準確。只是在台灣這項檢測健保不給付，自費要二萬多元，非人人負擔得起。

綜合來說，我們可以注意自己是否有五大症狀——胸痛或上腹痛、下顎痛、左臂內側痛、呼吸急促、頭暈或噁心，自我警惕是否已有早期病變，盡早就醫診斷。

只有肥胖的人才會罹患心血管疾病嗎？

「我的體重很標準，不會有心血管的問題吧？」

體重與罹患心血管疾病的機率很有關係，「護心八要點」其中一個要點就是「別太胖」，可以說愈胖愈危險。

但也不代表愈瘦愈好，BMI 數字和死亡呈現 U 型曲線關係，太低或太高都不好，BMI 在一八．五至二二．九之間最佳。

此外，外表看不出來內臟脂肪是否增加，瘦子的內臟脂肪量可能比外表看起來胖的人更可怕。

體重愈高，心血管罹病率也愈高。

首先，體重直接影響血壓與血糖。

其次，胖要看胖在哪裡，單看體重數字不夠準確，看腰圍比較準，因為如果腰圍大，那麼內臟脂肪量也相對高。

許多人體重不重但腰圍很大，這種比較危險；有些人卻相反，吃很多油膩食物肚子卻扁扁的，代表內臟脂肪可能並不高。

亞洲人內臟脂肪較其他種族高，相同體重的白人內臟脂肪相對低，所以很常見到亞洲人就算不是很胖也會罹患糖尿病。

人一出生，三高就會隨著歲月上升，唯一差別只在於快慢。站在醫學角度，從小就該非常注意控制體重。

耳垂有橫紋或皺褶，罹患心血管疾病的風險較高？

這是真的，不是民間傳說或謠言，而是有生理基礎的根據。

耳垂與臉頰有一條肌肉相連接，臉頰脂肪增多時，會將肌肉往臉頰方向拉扯，連帶的將耳垂扯出一道橫紋，醫學上稱之為「耳垂褶痕」也稱「冠心溝」。

發現這個現象可能與心血管疾病有關的是美國醫師法蘭克（Dr. Sanders T. Frank），一九七三年他將理論發表於《新英格蘭醫學期刊》（*The New England Journal of Medicine*），所以冠心溝也俗稱「法蘭克徵象」（Frank's Sign）。

後來陸續有很多專家進行類似研究，也證實耳朵出現冠心溝有可能是心血管疾病的警訊，但不可百分之百確定，因為冠心溝也可能只是肌肉膠原蛋白流失造成的。

因此，耳垂出現橫紋需要合併檢查，看患者是否有心血管疾病五大症狀或心絞痛五大症狀。

能確定的是，根據眾多冠心溝相關研究，它的出現表示罹患心血管疾病的風險高於一般人。

而且根據臨床觀察，五、六十歲有高血脂與心血管疾病問題的人，往往耳垂會有橫紋皺褶，有裝心臟支架的患者很多往往也有這樣的耳垂褶痕。

古羅馬哈德良大帝、美國小布希總統和好萊塢大導演史蒂芬・史匹柏都有這個特徵。

有耳垂橫紋的人，表示內臟脂肪高，而內臟脂肪高，相對心血管罹病率也高，如果又有吸菸、熬夜的習慣和高血糖狀況，就要加以警惕，進一步做檢查。

尤其如果是已經有三高問題的人出現耳垂橫紋特徵，要小心做進一步診斷。

此外，倘若二耳都有橫紋，比僅一耳有的人危險性高。

若無三高問題，又無吸菸等危險習慣，靠這個特徵判斷是否罹患心血管疾病是不準確的，不如借助護心八要點之心血管健康指數表來判斷（見頁六八、六九圖表12）。

心臟不好可以運動嗎？

運動對身體有好處，只是要看自己身體狀況適合哪種運動方式與強度。

患者解決急性心血管疾病問題之後，當然可以運動，而且病症獲得控制後，經過復健科醫師診斷可以運動者，一定要運動，幫助心臟復健。

運動可以帶來很多好處，例如血壓會降低。而且如果整天都不動，連是否胸悶都無法測試出來。

網路流傳一種說法，上班族久坐心悶時要馬上平躺，因為這種狀況是久坐不動導致心臟缺血。

該說法根本不可信，心悶有很多種原因，可能是心絞痛、心臟衰竭或是心律不整等。假如是心肌梗塞，躺下來更糟，這時候所有血液都往胸腔中央移動，跑到心臟，所以心肌梗塞或心臟衰竭要半坐著，不可躺下，而且即使躺下患者也會不舒服而坐起來。

運動分有氧運動及重量訓練二大類。有氧運動指游泳、慢跑、快走和跳韻律舞等，這些對心血管有益。重訓主要是做肌力運動，所以還可預防肌少症。

心臟衰竭患者排除急性危險性之後，經過復健科醫師診斷，可以進行重量訓練。一般來說，我們鼓勵心血管疾病患者多做有氧運動，可以從走路開始，慢慢增加快走、慢跑、游泳或韻律舞等較激烈的運動，隔一段時間後再增加肌力運動。

有氧運動與重量訓練二者應該並行。記得，要諮詢復健科醫師而非健身教練。原則上，一週至少要做一百五十分鐘中等強度運動，而且這個標準放諸世界皆準，是經過臨床試驗證明有效的。

用餐後不能馬上運動或洗熱水澡嗎？

沒錯，用餐後不能馬上運動或洗熱水澡！

人體血液七〇％供應給大腦、心臟與腎臟使用，腸胃道平常並沒有很多血液。

心臟若沒有血液，就不跳了；腎臟很耗能，因為它負責過濾和回收。然而，用餐後會有二〇％血液往腸胃道移動，幫助進行消化作用。這時候做激烈運動，血液移動的方向就不一樣，改往肌肉跑，這樣腸胃就會缺血造成消化不良，也無法吸收營養。

用餐後三十分鐘內是腸胃消化的關鍵時間，這時候血糖會升高，所以可以從事輕度有氧運動，例如散步。

如果是要進行中度有氧運動或重量訓練，最好等用餐後一、二個小時再做。

假如是吃了一頓大餐，時間還要再拉長，最好等三、四個小時後，再進行運動（見下頁圖表43）。

一定要等血液移動到腸道去，把該吸收的、該代謝的都處理完畢再開始運動。

洗熱水澡的原則也類似。

如果是泡澡，身體中央溫度會升高二度，這時血液就會往周邊皮膚跑，以便散熱，而導致腸道和心臟缺血。所以飯後最好不要泡澡，而且水溫愈熱愈危險。

用餐後最好二至三小時再洗熱水澡，尤其泡澡，如果只是沖澡，也要等半小時之後再洗比較安全。

一天當中，什麼時間運動也有學問。體溫早晨起床前最低，傍

圖表 43 用餐後多久可以運動或洗熱水澡？

運動	· 輕食點心：餐後 30 分鐘～ 1 小時 · 日常用餐：餐後 1 ～ 2 小時 · 大餐：餐後 3 ～ 4 小時
洗熱水澡	· 沖澡：餐後 30 分鐘 · 泡澡：餐後 2 ～ 3 小時

資料來源：作者提供

晚最高。體溫最低時不宜運動，容易增加猝死與心肌梗塞風險。

如果老人家凌晨三點起床、六點去運動還可以，但清晨五點起床、五點半去打高爾夫球並不太好。

上班族更不宜早晨起床後去運動，因為上班前難免會有心理壓力，不能完全放鬆、心情緊張下做運動容易帶來高風險。

以我個人為例，早晨到辦公室會做伸展操（這是可以的），傍晚才會快走或慢跑。美國醫界報告也建議傍晚運動，尤其上班族這個時間比較沒壓力，可以降低危險。

傍晚體溫高時運動較佳，還有下午三點左右運動也很好。

不動不行，但過猶不及一樣不好。有心血管疾病的人，最好諮詢復健科醫師，依照自己的狀況以及環境條件，安排最適合身體健康的運動。

猝死都與心血管疾病有關嗎？

所有猝死病例中，起因為心肌梗塞占七〇％，另外有一〇％是主動脈破裂（非心臟疾病）、心律不整、缺血性心血管疾病及其他結構性心血管疾病。

和一般大眾印象不同的是，腦中風很少猝死，除非腦部血管大規模出血。

依照一九七〇年世界衛生組織及一九七九年國際心臟病學會、美國心臟學會的定義，不論何種原因，病發後二十四小時內死亡（心臟停止搏跳）稱為猝死。

後來世界衛生組織將這個定義修正，把病發後六小時內死亡稱為猝死。

醫學上將猝死分為二大類：心因性猝死及非心因性猝死。

心因性猝死

心因性猝死與心血管出狀況有關，通常症狀發作一小時內，心跳突然停止導致死亡。

猝死案例中有八成都屬於心因性，很可能是肇因於心肌梗塞、重度狹心症、心肌病變或心律不整等因素。

近二、三年來頻傳各界名人猝死，例如四十八歲的寒舍董事蔡伯府心肌梗塞猝死，還有三十五歲的藝人高以翔在參加競技類實境節目錄影時，疑因心臟驟停猝死。

非心因性猝死

非心因性猝死可能是主動脈破裂、肺栓塞或者是呼吸道疾病所引起的。

最常見的是很多猝死案例平常並無心血管疾病，卻因過勞、壓力過大或長期熬夜不睡覺而猝死。

這是因為交感神經高度活躍，造成心跳加速、血壓升高，導致冠狀動脈斑塊破裂，引發心肌梗塞或主動脈剝離。

猝死有無警訊呢？

有的。

如果出現胸悶、心跳加速、心律不整、心跳過慢（每分鐘低於四十下）、暈厥、全身無力、疲倦、眼前發黑、四肢發麻、水腫或走路不穩等情況，充分休息後未見改善，那麼千萬要謹慎以對，很有可能已經陷入猝死危機。

高血壓藥可以共享嗎？

當然不行！絕對不行！

即使含有相同高血壓藥成分也不可以共享。

舉例來說，假設先生和太太都有高血壓，二人需要的高血壓藥成分、劑量都一樣，但是太太有氣喘，有些高血壓藥含有氣喘患者不可以服用的乙型阻斷劑，如果太太吃了可能會有不良影響，不過先生服用卻沒有問題。

還有，太太的血壓是早上高還是晚上高？她需要長效藥物嗎？先生可能需要三種藥才能將血壓降下來，可是太太或許只需要一種藥就足以降低血壓，試問先生懂得要挑哪顆藥給太太最適合嗎？萬一挑錯呢？

每個高血壓患者可能有其他身體狀況，要信任專科醫師的判斷，讓醫師協助做最妥善的管理。千萬不要自作主張便宜行事，無意間釀大禍。唯一例外是遇到大災難或身陷荒郊野嶺不得已必須救急。在 COVID-19 疫情肆虐全球、災情告急期間，美國統計心血管疾病發病率大增，其中一個原因是藥物取得不便，許多慢性病患者都沒藥吃。

台灣健保服務很人性化，出國三個月，只要有健保資格就可以寄藥，為的是確保患者不會斷藥，也不至於吃他人的藥。

高血壓藥幾乎是客製化治療方式，客製化的內容不光是成分和劑量，還包括個人服藥方式。在平時常態生活中，切記絕不可分享自己的高血壓藥給別人，也不可吃別人的藥。

長期吃素就不會罹患心血管疾病嗎？

吃素是不錯，但從來沒有證據能證明吃素有助於減少心血管疾病罹病率與死亡率。

二〇二三年美國心臟學會發表的十種飲食法護心排行榜（見頁一二〇圖表31）中，純素飲食只排第五位。相對的，得舒飲食和地中海飲食護心效果較佳。

吃素要注意油脂與鹽的攝取量是否過高，許多素食料理為了追求美味，使用的油脂與鹽量比普通飲食高很多，特別是素食常用油炸烹調增添香氣。

想透過吃素達到減重、降低體脂或血脂的效果，不如參考得舒飲食與地中海飲食來做調整。

老人血壓應該高一點嗎？

血壓的確會隨著年紀逐漸升高，不僅血壓，血脂和血糖也如此，但不能因為這樣就放寬銀髮族的血壓上限，還是至少要控制在一三〇毫米汞柱以下。

美國小羅斯福總統血壓高達一八〇毫米汞柱，當時醫界的觀念是，人老了血管因動脈硬化自然愈來愈窄，心臟需要足夠壓力才能把血液打出去，那時候美國心臟科權威認為，想治療老人高血壓的想法太愚昧了。

一九四五年二月雅爾達會議之後，小羅斯福總統血壓飆升到三〇〇毫米汞柱，幾日後宣告死亡。根據官方說法，他死於高血壓動脈粥樣硬化所引發的腦溢血。

湊巧的是，雅爾達會議另二位巨頭——蘇聯領導人史達林與英國首相邱吉爾——也都是因高血壓相關之心血管疾病離開人世。

為什麼那個年代對老人高血壓容忍度這麼大？因為當時缺乏臨床試驗的數據。

現在已經有了臨床試驗數據，美國與中國大陸分別做了試驗，證實降低血壓可有效降低心血管罹病率與死亡率。

美國的臨床試驗是在二〇一五年發表的，不但證實老人的高血壓可以降低，還證實控制血壓的好處。

在九千多名受試者中，有一組血壓降到一二〇毫米汞柱以下，另一組降到一四〇毫米汞柱以下。長期追蹤下來，發現降到一二〇毫米汞柱以下的那組老人比較長壽，而且心肌梗塞機率低。

試驗歷時三年後提早終止，因為發現總死亡率大幅減少，心臟衰竭亦有減少。這個試驗結果也奠定了血壓應低於一三〇毫米汞柱的新標準。

為了證實這個數據也適用於亞洲種族，二〇二一年中國大陸也發表了同樣的臨床試驗。

受試者有一組降到一一〇至一三〇毫米汞柱，另一組降到一三〇至一五〇毫米汞柱，最後平均收縮壓相差九毫米汞柱，心臟衰竭發病率降低超過七〇%，總體心血管罹病率也降低超過二〇%，而且心肌梗塞率減少二五%。

一般人血壓降低一毫米汞柱，可以減少二%心血管疾病風險。七十五歲以上的老人家降低一毫米汞柱，可以減少三%心血管疾病風險，效果更好！

這個試驗對亞洲人特別有意義，因為亞洲人中風比例較歐美人高。美國與中國大陸所做的這二個試驗是鐵證，證明降低血壓有益於心血管健康，尤其是老人。

事實很明顯，血壓不論年紀，都應該控制在一三〇毫米汞柱以下最安全。而且現在鼓勵大家採用家用血壓計，因為電子血壓計準確度很高，以往醫院使用的水銀血壓計如果使用不當，準確度反而不如家用電子血壓計。

第2章

心血管保健快問快答

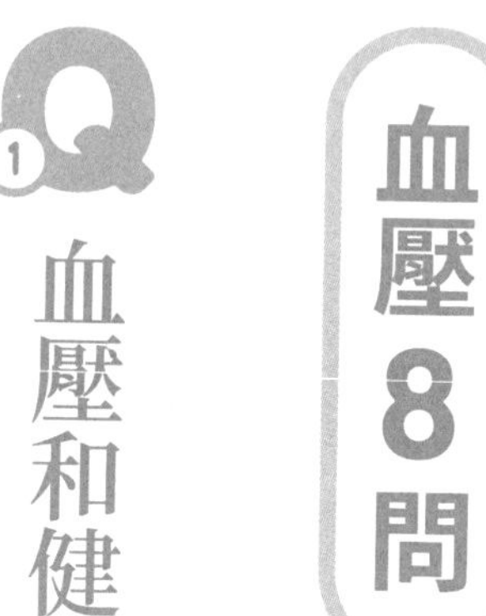

血壓和健康有什麼關係？

二〇二三年某天打開電視，頭條新聞是日本落語家笑福亭笑瓶因二次主動脈剝離去世的消息。

通常二次主動脈剝離患者九〇%有高血壓，倘若又有吸菸習慣就會更嚴重，臨床上很少見到主動脈剝離的案例沒有高血壓。

高血壓病因很多，大部分是原發性、占九五%，剩下五%是次發性，例如慢性腎病變、腎動脈狹窄或一些內分泌問題。

主動脈剝離另一類原因是先天性遺傳疾病。例如，美國林肯總統患有「馬凡氏症候群」。

這是遺傳性結締組織病變，患者特徵除了長得很高、四肢細長、關節容易脫臼，還會有早發性白內障與青光眼，而且由於結締組織負責維持主動脈彈性，患者也會伴隨先天性心臟病，並有較高的主動脈剝離風險。

幸好，馬凡氏症候群患者人數極少。

主動脈剝離往往可能瞬間致命，第一次剝離應該是將破未破的狀態，如果全破根本不可能救回來，有些運動員猝死就是主動脈剝離造成。

另外，COVID-19 會造成血管發炎，進而引發主動脈剝離。

關於血壓控制的臨床試驗大都以收縮壓做為目標，很少以舒張壓為目標，例如美國 SPRINT 降血壓臨床試驗比較一二〇和一四〇毫米汞柱，都是指收縮壓，而中國大陸的 STEP 臨床試驗也是以收縮壓為目標。

那麼收縮壓和舒張壓哪個比較重要？所有的教科書和臨床試驗都指出收縮壓比舒張壓重要，只有五十五歲以下患者的舒張壓有一點重要性。

血壓低一點比較好，可是和低密度脂蛋白膽固醇不同，血壓和血糖都不是愈低愈好，更不能低到八〇毫米汞柱以下，否則身體機制會當機。

血壓和血糖都是「Lower is Better」（低一點，好一點）；低密度脂蛋白膽固醇則是「The Lower, The Better」（愈低愈好）。

血壓為什麼是收縮壓比較重要？

第一，這是從流行病學觀察所得的結果，收縮壓升高帶來的風險大於舒張壓升高時。

第二，臨床試驗以收縮壓當標準的案例較多，例如二〇一五年美國政府針對九千多人所做的 SPRINT 降血壓臨床試驗，就是比較不同的收縮壓。

該臨床試驗的血壓測量法是自動化診間血壓監測（AOBP），而不是常規診間血壓監測（ROBP）。

AOBP 怎麼測量呢？患者受測時，必須獨自待在安靜空間，休息五分鐘後，電子血壓計連續測量三次，每次間隔一分鐘，這三次測得的平均數據經網路傳給醫師做判讀。

和 ROBP 相比之下，AOBP 測得的血壓數據平均少一〇毫米汞柱，也更準確，所以我們現在都鼓勵患者自己在家用電子血壓計量血壓。因為患者待在安靜空間不受干擾，血壓才會呈現最「自然」

的狀態。患者來到醫院或診所時，很可能緊張兮兮或因久候而疲累、心煩氣躁，影響血壓數值。

然而，歐洲心臟學會不接受AOBP，直到二〇一八年還是不採行美國的試驗結果，堅守舊有標準，認為血壓控制在一四〇毫米汞柱以下即可，甚至認為亞洲不該修正標準。

但是二〇二一年，中國大陸做了類似美國的試驗，結果證實血壓應控制在一一〇至一三〇毫米汞柱之間，和美國的發現一致。

血壓低一點好，這個「低」是指收縮壓。

如果舒張壓很低會有危險嗎？其實舒張壓太低沒有立即危險，一般人六十歲之後舒張壓會愈來愈低。對舒張壓很低的患者，我們通常會去找尋一些可能原因，例如主動脈瓣閉鎖不全、甲狀腺亢進或有動靜脈瘻管等。

如何正確量血壓？

正確測量血壓必須注意的事項包括次數、時間、地點、器材以及姿勢。

1 次數

請記住「七二二法則」。如果血壓穩定，在門診前七天每天早晚各量二次。哪隻手量出來的血壓比較高，就量那隻手（通常是右手），早上和晚上各量二次，中間休息一分鐘，以後都量同一隻手。

2 時間

早上起床解完大、小便，還沒漱洗就先量血壓，解完大、小便要先坐著休息五分鐘才開始量。

晚上是臨睡前量血壓。

3 地點

在家中安靜的空間裡量血壓，並且避免周遭環境吵雜、溫度過冷或是過熱。

4 器材

血壓計可分為水銀血壓計和電子血壓計二大類，電子血壓計又有隧道式電子血壓計、腕式血壓計和臂式血壓計。

水銀血壓計含汞，已經淘汰了。

家用血壓計都是電子式，購買時要挑選有證照的產品，在家中建議用臂式血壓計，腕式血壓計不準。

現在醫界都鼓勵採用家中血壓來觀察數值變化，門診環境通常會帶來壓力，就診時量測的數據反而不能反映血壓的真實變化。

5 姿勢

量血壓時一律採坐姿，背後貼平靠著椅背，雙腳平放地面（參見頁七三圖表14），非不得已不可躺著量，也不要站著量。

特別提醒大家，緊張、壓力大、發燒、酒後、太累或疲勞時量出來的血壓都不準確，要避免這些時候量血壓。

高血壓藥必須吃一輩子嗎？

很多患者都有疑問：「高血壓藥會不會一旦開始吃，就上癮？」「必須吃一輩子嗎？」

高血壓藥並不會造成上癮問題。

通常診斷出血壓偏高的第一個月還不會要患者用藥，除非數值高到有立即危險。

醫師會等回診的時候，根據患者家中血壓紀錄來判斷是否需要用藥、如何用藥。

我診間外的電子看板上有一則聲明：「請勿到院量血壓，請自備家中血壓紀錄表。」

高血壓藥不一定要吃一輩子。

如果不是頑固型高血壓（使用至少三種高血壓藥物仍無法控制者），可以透過調整飲食和生活習慣加以控制，例如改變飲食習慣加上低鹽，一個月後就可以有效降低一〇毫米汞柱。

有些血壓不是太高的患者確實可以停藥，但高血壓是慢性病，千萬不可自行停藥或換藥，除非患者飲食和生活習慣改善使得血壓正常，經醫師診療才可停藥。

高血壓藥是起床或睡前吃比較好？

高血壓藥必須定時服用，不能等到不舒服或血壓飆高時才吃。

現在常用的高血壓藥幾乎都是長效型，許多患者一天只需吃一顆，服用後五至六小時藥效最強，所以晚上睡前吃可以控制睡眠期間與清晨時間的血壓，早上起床吃可控制白天活動的血壓。

到底起床或睡前吃比較好？

其實沒有定論。曾有臨床試驗研究，一組患者固定早上服藥，另一組把至少一種藥物移到睡前吃，結果發現效果差不多，沒有哪一組的結果比較好。

所以吃藥時間取決於患者血壓是早上或晚上高，早上高就晚上睡前吃，晚上高就早上起床後吃，都是量完血壓再吃。

根據自己起床和睡覺時間調整吃藥時間，例如晚上十二點才睡覺，就十二點吃藥。

有些高血壓患者會用到二顆藥，頑固型高血壓患者還可能用到三顆以上。

如果醫師開的處方是早晚各一顆藥，請勿一次就吃掉二顆藥。

還有，千萬別自行斷藥！COVID-19 疫情警戒期間有患者足足二年沒有回診拿藥，非常危險。

高血壓藥可以二天吃一次嗎？為什麼得吃利尿劑？

以前高血壓藥很多都要照三餐服用，但現在幾乎都是長效型，很多患者只需一天吃一顆，藥效就足夠維持整天血壓正常。

這也就是說一顆藥只夠一日藥效，如果二天才吃一次，第二天降壓效果會減少很多，無法有效降壓。

高血壓患者使用利尿劑時，有些人會出現尿酸和血糖稍微升高的情況，不需要太在意。

利尿劑非常重要，有些高血壓患者體內鈉較高，造成心臟負擔，利尿劑是為了排除滯留體內的鈉，減輕心臟負擔，另外也有擴張血管的效果。

尤其頑固型高血壓患者大概免不了利尿劑，雖然會導致尿酸和血糖稍微升高，但在降血壓方面的有效性遠遠超過這項缺點。

高血壓患者應該減少鈉鹽攝取，在飲食方面採取低鈉高鉀方式，例如選擇鉀含量高的蔬菜水果，根據美國國家腎臟基金會（NKF）定義，每百克食物含鉀量超過二〇〇毫克即為高鉀食物，下頁圖表44列出常見高鉀蔬果。

但如果是腎臟功能差的高血壓患者，吃這些高鉀蔬果時就要小心攝取的份量。

另外，假如你服用的利尿劑是保鉀型，那麼鉀不會隨尿液排出。

圖表 44 鉀含量高的蔬菜水果

每百克含鉀量（mg）	蔬菜	水果
200 ～ 300	芥藍、苜蓿芽、胡蘿蔔、油菜、青江菜、小白菜、花椰菜等	木瓜、奇異果、香蕉、櫻桃、香瓜等
300 ～ 500	青花菜、甜椒、芹菜、地瓜葉、菠菜、空心菜、金針菇等	美濃瓜、芭蕉、釋迦等
500 ～ 1,000	皇帝豆、毛豆、莧菜等	葡萄乾、紅棗等
1,000 以上	乾海帶、紫菜、海帶、乾香菇等	龍眼乾等

資料來源：台北榮總護理部健康 e 點通
（https://ihealth.vghtpe.gov.tw/media/1049）

為什麼要吃四、五種高血壓藥？

有些高血壓患者一天吃一顆藥，但有些一天吃很多顆，因為患者本身高血壓的嚴重程度不同。

假如你的收縮壓是一八〇毫米汞柱，一顆藥只能降低一〇毫米汞柱，當然需要多吃幾顆才能維持正常血壓。

大部分患者可能以為自己一天吃一顆藥，只吃了一種成分，事實上現在醫學進步，一顆藥可能是將三種藥物合併在一起，雖然只吃一顆，實際上吃了三種藥。

一般需要吃到至少三種高血壓藥，大概都含有低劑量利尿劑，如果血壓還控制不下來就是頑固型高血壓，約只占高血壓患者五％。

高血壓藥會傷腎嗎？吃久了會洗腎嗎？

在日常門診中，患者被診斷出患有高血壓並且經過三個月非藥物治療之後，仍然無法將血壓降到目標值以下，使用高血壓藥變成必要手段。

每次和患者溝通：「您可能要開始服藥了。」大多數患者心不甘、情不願的一個反應就是：「吃高血壓藥以後會洗腎！」

仔細詢問後發現，大都是親友或網路以訛傳訛的誤解。事實正好相反，高血壓藥和降血糖藥物可以有效延緩腎功能惡化。

舉例來說，有個糖尿病患者腎功能會逐年下降，假設十年之後他的腎絲球過濾率降到每分鐘小於一〇毫升，也就是一般說的洗腎門檻，用了某些藥物減緩腎絲球過濾率的下降，變成二十年之後才要洗腎。

這種狀況，患者可能誤解是吃藥造成洗腎，卻不知道事實上是藥物延後需要洗腎的時機。

但確實有些藥物會傷害腎臟，例如傳統止痛藥和一些中草藥等，大家還是要小心為上，不要碰來路不明的藥物。

不過，有些經由腎臟代謝的藥物確實在腎功能降低後，要調整並減少劑量。

血壓正常就可以停藥嗎？

在門診和患者討論使用高血壓藥物時，另一個常常聽到的質疑就是：「吃了藥是不是就必須吃一輩子？」

的確可能要吃一輩子。

所有慢性病，包括高血壓、高血脂和糖尿病等，大都必須長期服藥，因為這些病是經年累月而來，不是一天造成的。

在血壓超過一三〇毫米汞柱或糖化血色素超過六．五％之前，可能已經有好幾年，甚至十幾二十年數字都慢慢往上增加，因此要完全停藥的機會不大，除非是第一級高血壓或糖化血色素在七．五％以下，透過調整生活型態才可能停藥。

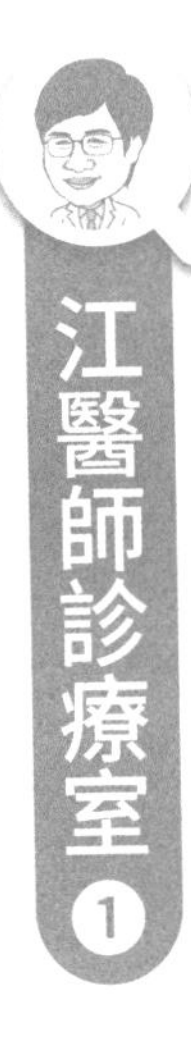

維生素、鈣片和微量營養素對心血管健康有益嗎？

某天好友帶媽媽來就診，老太太罹患高血壓好幾年了，一直在我門診規則服藥，血壓控制得很好，也沒有其他慢性病。

那天老太太一坐下來就從袋子掏出五瓶保健食品，說是住美國的女兒帶回來給她的，分別是鈣片、維生素C、維生素D、維生素E以及綜合維生素。

老太太每拿一瓶就問我有沒有用，看我從第一瓶就開始搖頭，很焦慮的看著我說：「怎麼會呢？美國人都在吃，而且電視廣告也說有效啊！」

根據最近一次全美調查，五二%美國成年人在吃微量營養素，也就是保健食品，三一%在吃綜合維生素。光是二〇二一年，美國人就花了大約五百億美元（約新台幣一兆五千億元）用在購買這些保健食品。

「沒錯，當缺乏某些維生素或礦物質，身體會產生病變，補充這些物質就會改善，但這並不表示一般人補充這些保健食品也會有幫助，或心血管疾病會因此減少。」我連忙停下打病歷的雙手，看著老太太認真解釋清楚。

我們經常在媒體上看到有些學者提供科學數據說，這些物質是人體維持健康所必需，假如缺乏，人體會有一些病變，進而推理出一般人補充營養品就會有好處。

這種推理在現今的實證醫學下是有危險的！

還有一些學者利用動物實驗觀察到這些營養品似乎可以改善心血管系統的某些功能，也有些流行病學專家利用追蹤性研究或真實世界數據，提出類似論點，可是最大的問題是補充者和未補充者的基礎風險並不相同。

例如，購買這些營養品的人通常社經地位比較高，同時也較常做定期體檢、較常服用有效藥物，像是降血脂藥、高血壓藥等，所以這類保健品服用者心血管罹病率自然比較低。換句話說，這類實驗或數據分析結果是假性差異。

要克服假性差異，就必須用最嚴謹的方法進行人體試驗，例如採行隨機分派的臨床試驗，事先將所有人隨機分配到吃藥組和不吃藥組，歷經多年追蹤，審核二者的死亡率、心血管疾病及癌症發生率有無差別。

針對這個議題，由美國國家衛生院任命的「預防服務工作組」（USPSTF）曾整合七十八個臨床試驗（共七三九、八〇三人）及六個人群前瞻性研究（共三九〇、六八九人）做了一次全面性的分析，就各種常用的維生素、鈣片及其他元素，能否減少總死亡率、心血管疾病發生率及心血管疾病死亡率、癌症發生率及癌症死亡率，進行比較（見頁二一二圖表45）。

令人失望的是大部分常見的保健食品，包括各種維生素、鈣片等，不是多半未能減少死亡率、心血管疾病及癌症，就是目前缺乏證據。不光如此，其分析結果反而發現，只有少數較有好處，例如葉酸可以減少腦中風發生率二一％、綜合維生素B群（俗稱B群）可以減少腦中風發生率一〇％，其餘的壞處比好處多，如下所列：

- β胡蘿蔔素會增加心血管疾病死亡率一〇％，而對吸菸者或長期接觸石墨者會增加肺癌發生機率一八％。

- 維生素 B_3，也就是菸鹼酸，會增加總死亡率一〇%。
- 維生素 E 是很強的抗氧化劑，雖然在基礎研究中可以抗氧化，但臨床上卻會增加出血性腦中風發生率七四%。
- 維生素 D 相關的研究最多，但未發現能減少死亡率、心血管疾病及癌症發生率。

因此美國心臟學會認為遵循得舒飲食或地中海飲食勝過吃各種保健品，因為得舒飲食或地中海飲食所涵蓋的多樣性足夠身體所需。

老太太大概是聽懂了，問我這五瓶保健食品該怎麼辦？

我安慰她說，除了維生素 E，其他的可以吃完，但叫女兒以後不要再破費了。

圖表 45 常用的維生素、鈣片及其他元素，對總死亡率、心血管疾病和癌症死亡率、心血管疾病和癌症發生率之影響

	臨床試驗數目	總死亡率	心血管疾病死亡率	癌症死亡率	心血管疾病發生率	癌症發生率
β 胡蘿蔔素	6	未減少	增加 10%	缺乏證據	未減少	肺癌發生率增加 18% *
維生素 A	2	未減少	缺乏證據	缺乏證據	缺乏證據	缺乏證據
維生素 B_3（菸鹼酸）	3	增加 10% **	缺乏證據	缺乏證據	缺乏證據	缺乏證據
維生素 B_6***	1	缺乏證據	缺乏證據	缺乏證據	缺乏證據	缺乏證據
維生素 B_9（葉酸）	7	未減少	缺乏證據	缺乏證據	腦中風減少 21%	缺乏證據
綜合維生素 B 群	12	缺乏證據	缺乏證據	缺乏證據	腦中風減少 10%	缺乏證據
維生素 C	3	未減少	未減少	未減少	未減少	未減少
維生素 D	32	未減少	未減少	未減少	未減少	未減少
維生素 E	9	未減少	未減少	未減少	出血性腦中風增加 74%	未減少
綜合維生素	9	未減少	未減少	缺乏證據	未減少	缺乏證據
鈣片	7	未減少	未減少	缺乏證據	未減少	未減少
硒	4	未減少	未減少	未減少	未減少	未減少

* 發生於吸菸或長期接觸石墨者，如和維生素 A 一起使用則增加 28%。
** 發生於併用他汀類藥物者。
*** 增加髖關節骨折 47%。

資料來源：作者提供

（根據 *JAMA*. 2022;327:2326-2333; *JAMA*. 2022;327:2334-2347; *J Am Coll Cardiol* 2021; 77:423–36; *JAMA*. 2008;300:2123-2133; *JAMA Network Open*. 2019;2（5）:e193591）

血脂14問

Q1 什麼是好、壞膽固醇？

膽固醇其實就是血液中的脂肪，不溶於水，必須和脂蛋白結合，主要分成高密度脂蛋白膽固醇（HDL-C）、低密度脂蛋白膽固醇（LDL-C）及極低密度脂蛋白膽固醇（VLDL-C），我們常說的壞膽固醇主要是指低密度脂蛋白膽固醇。這種膽固醇可以由公式算出，亦可以直接測定，後者比較準確。

還有一種脂蛋白a也是壞的膽固醇，只有一〇%的患者有，目前無藥可治，這種患者會提早心肌梗塞。目前科學界正在研發藥物，企圖直接除掉脂蛋白a。

低密度脂蛋白膽固醇如果太高會造成血管粥狀硬化，引發心血管疾病。我們的低密度脂蛋白膽固醇從出生開始就會隨年紀上升，男性升高的速度比女性稍快。

高密度脂蛋白膽固醇就像垃圾車，可以清運血管內的「垃圾」，帶到肝臟代謝，所以能減少動脈硬化、保護心臟，因此被稱為好膽固醇，有「血管清道夫」的美稱。

那麼增加好膽固醇是不是對健康有益？美國做過很多研究，可是都沒有成功獲得結論。

臨床上發現九〇％的患者如果好膽固醇高，通常都長壽，不過必須是自體製造的高密度脂蛋白膽固醇才有這樣的效果，如果是像研究實驗那樣用外力增加體內的好膽固醇，效果都不佳。

這好比來了一百輛裝不了垃圾的垃圾車（比喻好膽固醇），不管來多少輛都沒有用。自體製造的天然好膽固醇才是可以把垃圾載走的垃圾車。

目前認為，高密度脂蛋白膽固醇可能只是 Marker（標記），而不是 Maker（元凶）；是 Risk Marker（危險標記），而非 Risk Maker（危險元凶）。

血中高密度脂蛋白膽固醇高一點比較好，太低則不好。但使用外用藥物增加高密度脂蛋白膽固醇不能減少心血管疾病，目前大概只有運動可以促使體內增加好膽固醇，進而減少心血管疾病。

低密度脂蛋白膽固醇不是這樣，它的研究結論非常一致。四、五十年前美國就已經證實，低密度脂蛋白膽固醇愈高，心血管罹病率愈高。

現在也有研究證實，天生低密度脂蛋白膽固醇很低的人，壽命也很長。如果是天生低密度脂蛋白膽固醇高的人，尤其是遺傳性的，二十出頭就可能會心肌梗塞。

臨床試驗的證據也顯示，減少低密度脂蛋白膽固醇可以有效減少心肌梗塞。

低密度脂蛋白膽固醇是心血管罹病率的危險指標，通常如果曾經心肌梗塞的患者，會建議低密度脂蛋白膽固醇控制在七〇以下，甚至建議五五以下。

測膽固醇需要空腹抽血嗎？

我診間外的電子看板上有二則聲明：「請勿到院量血壓，請自備家中血壓紀錄表」、「抽血不必空腹」。

關於血壓方面，目前診斷血壓及控制血壓的標準都是依據家中血壓測得的數值，所以比較容易了解，但第二則聲明「抽血不必空腹」卻引發議論，連檢驗室的抽血技術員都常常打電話詢問我。

以前抽血前要空腹的原因是：

(1) 如果不空腹，有些血脂數值會不準。

(2) 有的檢查組套中，不是只有測血脂，還包括空腹血糖、肝功能及其他檢驗項目。

以方便性而言，空腹很令人困擾，糖尿病患者常常有低血糖症狀，還有老人家一般不耐餓。

這幾年來，歐美各大醫學會的治療指引中，普遍建議抽血測血脂數值可以不空腹。這是基於以下幾個理由：

(1) 一般人每天吃三餐，甚至餐間還會吃點小東西，空腹八小時測量不切實際，所得數值不是一般人日常生活會出現的。

(2) 有大型的人群追蹤研究發現，比起空腹抽血得到的數值，非空腹的數值更能準確預測未來心血管疾病的風險。

(3) 除了三酸甘油酯，低密度脂蛋白膽固醇、高密度脂蛋白膽固醇及總膽固醇的數值在空腹和非空腹時無明顯差別。

(4) 過去低密度脂蛋白膽固醇的直接測定不容易，所以是用公式算出來的（低密度脂蛋白膽固醇＝總膽固醇－高密度脂蛋白膽固醇－〔三酸甘油酯÷五〕）。但是現在大部分檢驗室都能直接測定，所以不需要考慮三酸甘油酯，而且三酸甘油酯和動脈硬化無關。

(5) 目前第二型糖尿病的控制也大都以糖化血色素為標準，已經不需要常常測空腹血糖，除非是每日注射胰島素的患者。

我的建議是第一次就診的新患者抽血項目較多，也包括空腹血糖，因此應空腹，但是長期追蹤的患者就不需要。

其實我的建議大部分患者都很能接受，但部分台灣患者觀念根深柢固，不容易改變。

低密度脂蛋白膽固醇太低會造成什麼後果嗎？

就目前的臨床試驗結果來看，低密度脂蛋白膽固醇愈低愈好。有些人天生遺傳，低密度脂蛋白膽固醇可能只有一〇毫克／分升，但一輩子的動脈硬化機會也低。

在有些藥物試驗中，低密度脂蛋白膽固醇降到一〇毫克／分升以下，動脈硬化的機會更少且無任何副作用。

我本身無法耐受他汀類藥物，便改用針劑把低密度脂蛋白膽固醇控制在二五毫克／分升左右。

低密度脂蛋白膽固醇太低會增加腦出血機率嗎？

就統計數據看起來不會，臨床試驗曾做到三〇毫克／分升這麼低，但腦出血機率沒有增加。我個人維持在二五毫克／分升以下，身體無恙。而且臨床試驗證明，低密度脂蛋白膽固醇降低一定可以減少缺血性中風的風險，出血性中風則沒有明顯差異。

台灣在民國五、六〇年代，半數中風案例都是出血性中風，但是由於高血壓控制得愈來愈好，所以出血性中風在亞洲愈來愈少。目前台灣的中風病例只有一五％是出血性中風，另外八五％是缺血性中風。根據臨床試驗結果，曾有過缺血性中風的患者低密度脂蛋白膽固醇目標維持在七〇以下，可以減少未來心血管疾病的風險。

降血脂藥會傷肝嗎？

我們說的「傷肝」要看是肝臟哪個功能受影響。

肝功能每天都有些微變化，今天做檢測和明天做的結果都可能有一點點差異。

臨床試驗是這樣看的：如果吃了降血脂藥，肝功能超過正常值三倍以上，才會認為受到影響。

肝臟含有大量酵素，稱為肝酶，我們抽血檢驗肝功能主要是看GOT、GPT及膽紅素這三種指數。

肝酶的增加未必代表肝臟壞掉或肝細胞壞死，可能是肝臟細胞膜通透性變高，所以肝細胞裡的酵素跑到血液中被檢測到。所以光看GPT高不準確，還要看膽紅素是否也同樣升高。

膽紅素是膽汁的主要色素之一，是體內代謝血紅素的產物，具有毒性，會危害大腦與神經系統。

假如抽血檢測發現不只肝酶增加三倍，連膽紅素都增加二倍，就表示肝功能受損。

目前的統計數字是降血脂藥導致肝衰竭的機率是一百萬人年分之一，也就是一年中一百萬人服藥只有一個人會導致肝衰竭。

因此國外研究認為，沒必要因為服用了降血脂藥就定期去檢驗肝功能。

降血脂藥會傷腎嗎？

基本上，降血脂藥並不會傷腎，即使是第四期或者第五期的洗腎患者仍然可以吃他汀類降血脂藥，因為這類藥物在肝臟而非在腎臟代謝。

但洗腎患者主要死因並非動脈硬化，是猝死及心臟衰竭，而降血脂藥無法減少猝死及心臟衰竭，因此洗腎患者吃降血脂藥不會減少死亡率。

降血脂藥是上午或睡前吃呢？

膽固醇的製造時間是晚上睡覺期間，早期的藥都是短效，所以睡前吃。

最近二十年的新藥，包括立普妥（Lipitor）和冠脂妥（Crestor）都是長效藥，所以不需要睡前吃，任何時段吃都可以。

老觀念會以為膽固醇在夜間製造，故仍建議患者睡前吃藥，其實不需要。

降血脂藥會造成橫紋肌溶解嗎？

吃降血脂藥導致橫紋肌溶解的比例約萬分之一，行醫至今我只遇過二個病例。

降血脂藥最常見的副作用是抽筋、肌肉痠痛或肌肉無力，臨床上大約五至一〇％患者有此現象，但出現橫紋肌溶解的狀況極少。

有些患者服用降血脂藥後抽筋、肌肉痠痛到站不起來，耐受度很低，我就是這樣。如果副作用很嚴重，耐受度非常低，可以改為針劑注射非他汀類藥物。

倘若有抽筋、肌肉痠痛的現象，就要抽血看肌肉酵素測毒性，做為更換治療方式的依據。但必須注意，有時候肌肉酵素不高仍應停藥，因為肌肉痠痛的症狀比肌肉酵素更能代表肌肉毒性。

降血脂藥會造成肌肉痠痛嗎？

有五至一〇%患者吃他汀類降血脂藥會有副作用，最常見的就是抽筋、肌肉痠痛和肌肉無力。嚴重的話，患者可能無法站立。

如果副作用很嚴重就要暫時停藥一、二週，看副作用有沒有消失，如果消失就可以恢復吃藥。通常服用降血脂藥如果停藥二週至一個月副作用仍未消失，那就不是吃藥引起的，應該要檢查身體有沒有其他問題。

如果恢復吃藥後副作用又出現，就表示真的是他汀類藥物引起的，要先完全停藥，等副作用消失後，改成二週吃一顆看狀況如何，再逐步改為一週吃一顆、三天吃一顆，有些患者可以再次耐受，雖然劑量只有三分之一，但比完全不吃藥好。

目前最常見的降血脂藥是他汀類藥物，可阻斷肝細胞中的膽固醇合成酵素最關鍵步驟。如果對他汀類藥物有嚴重不耐受現象，可以選擇其他三種藥物。

第一種是膽固醇吸收抑制劑，可以降低血中低密度脂蛋白膽固醇，也可以和他汀類藥物並用，但少數可能引發腹瀉。

第二種是膽酸結合樹脂藥物，可減少低密度脂蛋白膽固醇，但這類藥物會影響腸道吸收其他藥物，不可與其他藥物同時服用，但也有副作用，會造成便祕、脹氣或消化不良，需要多喝水、攝取高纖食物來防範。

第三種是 PCSK9 抑制劑，請見下頁Q 10說明。

他汀類藥物並沒有明顯禁忌症。有些他汀類藥物是由肝臟酵素CYP450 3A4 代謝，不可併用會抑制這種肝臟酵素的食物或藥物，例如葡萄柚汁。

打針可以降低膽固醇嗎？

現在有PCSK9抑制劑這種針劑，PCSK9是肝細胞調控低密度脂蛋白膽固醇的另一個關鍵步驟，每二週皮下注射這個抑制劑可降低約六〇％的低密度脂蛋白膽固醇。

低密度脂蛋白膽固醇最好降到多少？

根據美國和台灣的治療指引，沒有特別病症者低密度脂蛋白膽固醇宜小於一〇〇毫克／分升、冠狀動脈心臟病患者建議小於七〇毫克／分升，而急性心肌梗塞患者必須降到五五毫克／分升以下。

低密度脂蛋白膽固醇在小於七〇毫克／分升時，斑塊就會開始逆轉，如果能維持更低，就可以讓斑塊逆轉更明顯，未來心肌梗塞的機率會減少。

有患者以為，既然注射長效型藥劑或吃了他汀類藥物，就可以偷懶不運動。

其實這是兩回事，運動無法降低膽固醇，因為膽固醇有八〇％

是身體製造，二〇%是來自飲食攝取。

大家可能以為吃素可以降低膽固醇，其實不然，許多素食者反而身材很福態，肥胖絕對是心血管殺手。

運動不能降低膽固醇但可以降低血壓和血糖，所以是有助於預防心血管疾病的良好生活習慣。

降血脂藥會影響荷爾蒙嗎？

降血脂藥對荷爾蒙毫無影響。

有些荷爾蒙的生成需要靠膽固醇當來源，例如性荷爾蒙、可體松，因此有人質疑，如果把膽固醇降到很低會不會造成性荷爾蒙、可體松不足？

過去曾做過他汀類膽固醇藥物的研究，發現膽固醇降到五〇、六〇毫克／分升對荷爾蒙也不會有太大影響。

近年針劑藥物可以把膽固醇降到二五毫克／分升，這個劃時代的研究發現不但可降膽固醇，而且患者抽血檢驗還發現各種荷爾蒙完全不受影響。

雖然血中膽固醇低，細胞仍可有效利用，有些細胞甚至可以自己製造細胞所需的膽固醇，不需要靠血液中的膽固醇。

以前不敢把膽固醇降得太低，是因為過去的研究發現膽固醇愈低、出血性中風機率愈高，也就是說降低膽固醇減少心肌梗塞的風險，卻可能增加腦出血的機率。

後來有新的研究認為，不會有影響。

小嬰兒是最好的例證，他們的膽固醇平均是二五至三〇毫克／分升，血中膽固醇這麼低會有不良後果嗎？其實不會，小嬰兒的腦細胞發育絲毫不受影響。

飲食清淡為何膽固醇居高不下？

很多人都有這樣的疑惑，自己的飲食十分清淡，為什麼低密度脂蛋白膽固醇卻很高？還有患者質疑醫師要求低鹽飲食，完全戒鹽是不是更好？類似的疑問還包括：吃素可以降膽固醇嗎？紅麴可以降膽固醇嗎？魚油可以降膽固醇嗎？如果這類保健食品可以降膽固醇，應該怎麼吃才有效？

素食無法有效減少低密度脂蛋白膽固醇

首先，要記得膽固醇有八〇％來自身體製造，而二〇％來自飲食攝取。

雖說植物的膽固醇含量都不高，但想靠飲食或者吃素降低膽固醇是不可能的，因為素食並非都低脂、低糖，就算不吃葷食和蛋，也頂多降二〇%，對於高膽固醇患者影響實在太小。

鹽與膽固醇高低沒有直接關聯

低鹽是好的，但完全無鹽卻不行。人類在演化歷程裡，未必能從自然界攝取到鹽，所以在演化過程中，我們的腎臟一遇到鹽分就完全吸收讓身體機能使用。

腎小管吸收鈉離子時會跟著吸收水分，水分一多，同樣的管腔水分增加，血壓就會變高。

然而，不吃鹽就無鈉，無鈉也很危險，會造成低血鈉，導致腦部水腫進而昏迷。

我曾遇過一位患者未使用利尿劑卻發生低鈉現象，一問才知道他平日飲食完全無鹽。

於是我給他的處方就是每日攝取鹽五克，不要超過這個量。過了一陣子，患者精神奕奕康復了。

紅麴能降膽固醇但不夠有效

紅麴的成分確實有助於減少低密度脂蛋白膽固醇，但不論如何，其降膽固醇的效果遠不如藥劑。

例如，天天吃紅糟肉無法降低膽固醇，就算直接吃紅糟醬也不行，因為紅糟醬的成分沒有經過純化，效果不夠好。西藥是單一成分，但保健食品不是。

紅麴英文名稱 Red Yeast Rice，含有二十幾種成分，其中主要是莫那可林（Monacolin）這個成分可以降膽固醇。紅麴最多只能降二〇%的膽固醇，可是降血脂藥可以一次降五〇%。

紅麴的成分確實有助於降低膽固醇，但是效果不強，通常我們只會建議藥物不耐受的患者服用。

那麼又有人問，紅麴效果不夠強，就搭配降血脂藥一起吃不就好了？這更是錯上加錯的想法！降血脂藥絕不可與紅麴製品同時服用，會使毒性增加，導致出現橫紋肌溶解機率變高。

另外，我們早就知道食物纖維可以降膽固醇一五至二〇%，但重點是為了達標有時候必須降五〇甚至六〇至七〇%，所以食療要和藥物雙管齊下，不能單靠食療控制血脂。

吃蛋會使膽固醇飆高嗎？吃海鮮會嗎？

大家印象中蛋和海鮮都是高膽固醇食物，但並非表示完全不能吃，要根據自己身體狀況適當選擇、適量的吃。

原則上每日吃一顆蛋是可以的，生食或者熟食並不會影響膽固醇的高低。

美國農業部（USDA）推廣一日可吃多顆蛋，但國內專家還是根據科學證據建議心血管疾病患者一日不超過一顆。

蛋除了膽固醇以外還含有一些營養素，例如鋅，所以是好的食物來源。

值得注意的是，鳥蛋（例如鵪鶉蛋）雖然小，但是膽固醇含量比一顆雞蛋要高。

海鮮中，帶殼海鮮（如甲殼類）低密度脂蛋白膽固醇較高，例如蛤蜊、牡蠣、螃蟹、蝦子、海膽和花枝，其餘的海鮮還好。有人以為不吃蝦頭就沒關係，其實不然。

至於魚肚，例如黑鮪魚肚，很肥但膽固醇不高，是魚油多，魚油不影響膽固醇。

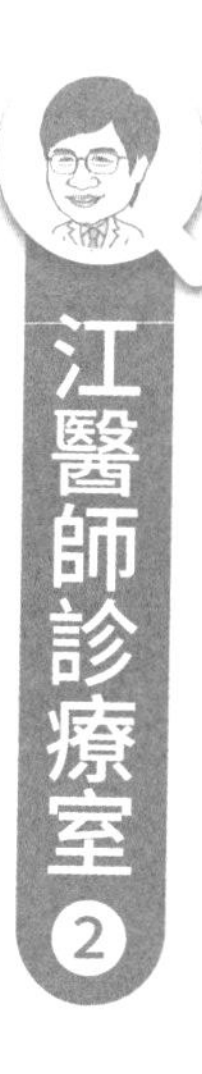

Q10有效嗎？

Q10大概是目前市面上最熱門的產品，我的門診幾乎天天都有人問：「Q10到底有沒有效？該吃多少？」

Q10是細胞內進行「克雷布斯循環」（Krebs Cycle）的重要輔酶。克雷布斯循環是細胞內產生能量的最主要來源，對心臟及骨骼肌都很重要。

Q10也是重要的抗氧化劑。正常情況下，人體會產生足夠的Q10，不需要額外補充。如果吃了Q10，血中Q10濃度增加，這樣到底對人體有什麼好處，目前仍缺乏大規模臨床試驗的證據。

目前臨床試驗可證實的是，補充Q10能改善他汀類藥物引發的肌肉痠痛症狀，因為他汀類藥物會導致細胞的Q10減少。這個結果來自十二組試驗、對五七五名患者所做的統合分析，證實服用他汀類藥物產生肌肉病變的患者，如果同時服用Q10，其肌肉痠痛及肌肉無力症狀獲得明顯改善。受試患者每日服用Q10的劑量為二〇〇至四〇〇毫克。

醫界做過另一個試驗，想要了解Q10與心臟衰竭的關係，但是結果並不一致，因此目前國際學會的心臟衰竭治療指引沒有推薦使用Q10。

我的結論是一般人不需服用Q10。目前只有使用他汀類藥物產生肌肉病變的患者可能有效，至於其他心血管疾病目前並無足夠證據顯示Q10的療效。

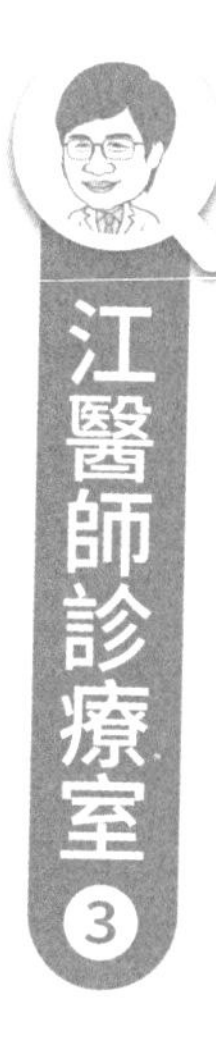

紅麴可以降膽固醇嗎？如果有幫助，該怎麼吃？

紅麴是從稻米發酵產生的，發酵過程中產生了紅色色素，所以肉眼看起來是紅的。

紅麴中含有莫那可林，依發酵程度不一樣會產生不同種類的莫那可林，其中莫那可林K結構與第一代的他汀類藥物洛伐他汀（Lovastatin）幾乎一樣，可以抑制膽固醇生成步驟中最關鍵的酵素（HMG-CoA還原酶），因此紅麴具有他汀類藥物的效果。

一般而言，紅麴可減少低密度脂蛋白膽固醇約二〇％，效果和第一代極低強度的他汀類藥物類似。

如果加上另一類阻斷膽固醇於小腸吸收的藥物一起服用，例如怡妥，則低密度脂蛋白膽固醇可以降低大約三五％，效果類似中等強度的他汀類藥物。

有趣的是，不同於他汀類藥物，紅麴並不會引起肌肉痠痛或產生毒性，所以國際醫學治療指引建議，無法耐受他汀類藥物的患者可以用紅麴取代。

一般莫那可林 K 的建議劑量為每日三至一〇毫克。如果患者需要以紅麴取代他汀類藥物，仍必須經由醫師診治並決定服用量。

莫那可林 K 的代謝須透過肝臟酵素 CYP450 3A4，因此，凡是會抑制 CYP450 3A4 作用的食物或藥物（例如葡萄柚汁），絕對不可和紅麴併用。

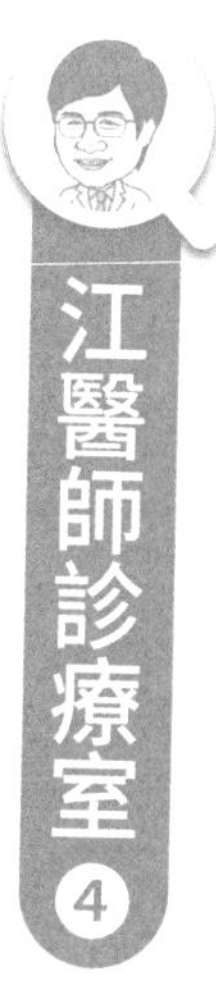

吃魚油可以護心嗎？怎麼吃？

在門診常有患者問：「吃魚油有用嗎？要吃哪一種？」「護心八要點」建議每週至少要吃二份魚（一份大約一〇〇克，如手掌心大小）可以護心，那麼吃魚油同樣有用嗎？

多元不飽和脂肪酸主要包括 Omega-3 及 Omega-6，其來源有二種，分別是魚類（尤其深海魚類）和植物油。

植物油主要含 Omega-6，而深海魚類主要含 Omega-3，包括鮭魚、鯖魚、沙丁魚和鯡魚等。

Omega-3 多元不飽和脂肪酸含有我們熟悉的兩種脂肪酸，分別是EPA和DHA，EPA含量最高的魚是鯖魚和鮭魚。

雖然「護心八要點」建議每週吃二份魚，但多元不飽和脂肪酸的臨床試驗卻有不一致的結果（見下頁圖表46）。

二〇〇八年以前的臨床試驗結果似乎是肯定每週吃二份魚的益處，可是之後的臨床試驗卻不然，只有「REDUCE-IT」臨床試驗顯示有明顯成效。

這個試驗使用非常高劑量的EPA，每日四千毫克（也就是一天要吃八顆各五百毫克的魚油膠囊）。

於是，醫界用統合分析法解決這種研究結果不一致的狀況。

二〇二一年，科學家將三十八個隨機分派臨床試驗結果做了一次統合分析，從涵蓋十四萬九千多名患者的試驗結果中，分析出魚油的好處，並且比較了EPA與DHA哪個更好，以下列出幾個重點

圖表 46 魚油／多元不飽和脂肪酸隨機對照臨床試驗

發表時間(年)	臨床試驗名稱縮寫	試驗組（每日）	對照組	參與試驗人數	試驗時間(年)	主要心血管事件影響
1989	DART	每週至少 2 份魚	標準照護	2,033	2	減少 29%
1999	GISSI-P	850 ～ 882mg EPA ＋ DHA	標準照護	11,324	3.5	減少 10%
2007	JELIS	1,800mg EPA	僅他汀類藥物	18,645	4.6	減少 19%
2008	GISSI-HF	850 ～ 882mg EPA ＋ DHA	安慰劑（未指定）	6,975	3.9	減少 9%
2010	DOIT	1,180mg EPA ＋ 804mg DHA	玉米油	563	3	無統計差別
2010	Alpha Omega	226mg EPA ＋ 150mg DHA	人造奶油	4,837	3.4	無統計差別
2010	OMEGA	460mg EPA ＋ 380mg DHA	橄欖油	3,851	1	無統計差別
2010	SU.FOL.OM3	400mg EPA ＋ 200mg DHA	安慰劑（未指定）	2,501	4.7	無統計差別
2012	ORIGIN	465mg EPA ＋ 375mg DHA	橄欖油	12,536	6.2	無統計差別
2013	R&P	850 ～ 1,000mg EPA ＋ DHA	橄欖油	12,513	5	無統計差別
2014	AREDS2	650mg EPA ＋ 350mg DHA	安慰劑（未指定）	4,203	4.8	無統計差別
2018	VITAL	460mg EPA ＋ 380mg DHA	安慰劑	25,871	5.3	無統計差別
2018	ASCEND	460mg EPA ＋ 380mg DHA	橄欖油	15,480	7.4	無統計差別
2018	REDUCE-IT	4,000mg EPA	礦物油	8,179	4.9	減少 25%
2020	STRENGTH	2,200mg EPA ＋ 800mg DHA	玉米油	13,078	3.5	無統計差別
2020	OMEMI	930mg EPA ＋ 660mg DHA	玉米油	1,027	2	無統計差別

* EPA（二十碳五烯酸）及 DHA（二十二碳六烯酸）均為多元不飽和脂肪酸。

資料來源：作者提供

（根據 *J Am Coll Cardiol* 2021;77:593-608）

（見下頁圖表47）：

- 純 EPA 的臨床試驗，比較能減少心臟及腦部的缺血事件。對腦出血沒有影響。
- 沒做過純 DHA 的臨床試驗。
- 同時混合施用 EPA 以及 DHA 的臨床試驗，其結果不如純 EPA 的試驗。
- 把所有臨床試驗放在一起分析，發現效果介於中間，但是也不如純 EPA。
- 不論 EPA 或 DHA，均會增加心房顫動的風險。
- 只有 EPA 會增加出血風險。

因此我建議如果要服用魚油，應掌握以下幾個要素：

(1) 最好是選純 EPA 的魚油。

圖表 47 多元不飽和脂肪酸臨床試驗的統合分析

	(1) 純 EPA	(2) EPA + DHA	(1) + (2)
心血管疾病死亡率	減少 18%	減少 6%	減少 7%
非致死性心肌梗塞	減少 28%	無統計差別	減少 13%
冠狀動脈心臟病	減少 27%	減少 6%	減少 9%
主要心血管事件	減少 22%	無統計差別	減少 5%
冠狀動脈支架或繞道術	減少 26%	無統計差別	減少 9%
非致死性腦中風	減少 29%	無統計差別	無統計差別
缺血性腦中風	減少 34%	無統計差別	無統計差別
出血性腦中風	無統計差別	無統計差別	無統計差別
心房顫動	增加 35%	無統計差別	增加 26%
整體出血率	增加 49%	無統計差別	無統計差別
總死亡率	無統計差別	無統計差別	無統計差別

資料來源：作者提供
（根據 *eClinicalMedicine*. 2021 Jul 8;38:100997）

(2) 劑量必須高一點。目前證據顯示，每日至少服用一千八百毫克，而每日四千毫克效果可能更好。

(3) 本來就有陣發性心房顫動者，不論吃 EPA 或 DHA，務必嚴密注意心房顫動是否有復發現象。

(4) 原來已經在用抗血小板或抗凝血藥物者，服用 EPA 時千萬要謹慎，小心防範出血風險。

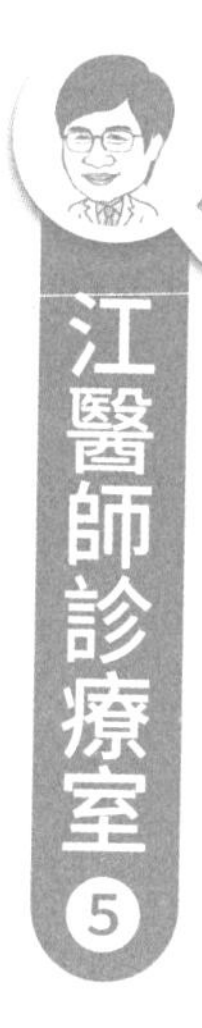

做桑拿可以保健心血管嗎？

「可以做桑拿嗎？」「做桑拿有好處嗎？」「我先生有心肌梗塞病史，可以做桑拿嗎？」患者常有此類疑問。

桑拿俗稱「三溫暖」，起源於芬蘭，有超過四千年的歷史，是指在密閉房間用蒸氣或乾熱使人大量出汗。其實傳統桑拿以乾熱為主，將密閉房間室溫加熱到攝氏八〇度並維持非常低的溼度，以期達到保健效果。

在高熱下，皮膚的血管會擴張、心跳加速，造成心臟輸出率增加。曾有小型研究發現這樣確實會改善血管內皮功能，降低交感神經系統活性，並降低血壓。

但是經常做桑拿對降低冠狀動脈心臟病死亡率及總死亡率有好處嗎？過去的研究並不多，直到幾年前一項非常重要的研究發表。

這是一個前瞻性研究，試驗對象是二、四一五名芬蘭男性，年紀介於四十二至六十歲之間，平均追蹤二〇．七年，使用乾熱式桑拿，平均溫度為攝氏七九度。

結果發現做桑拿的頻率和每次進行的時間，與冠狀動脈心臟病死亡率和總死亡率有相關性（見下頁圖表48）：

- 相較於每週只做一次桑拿者，每週做二至三次或四至七次者，可明顯減少猝死率、降低冠狀動脈心臟病死亡率及總死亡率。
- 每週次數愈多，效果愈明顯。
- 相較於每次做不到十一分鐘者，每次做十一到十九分鐘或十九分

圖表 48 相較於每週做 1 次桑拿者，做愈多次對心血管的保健效果愈好

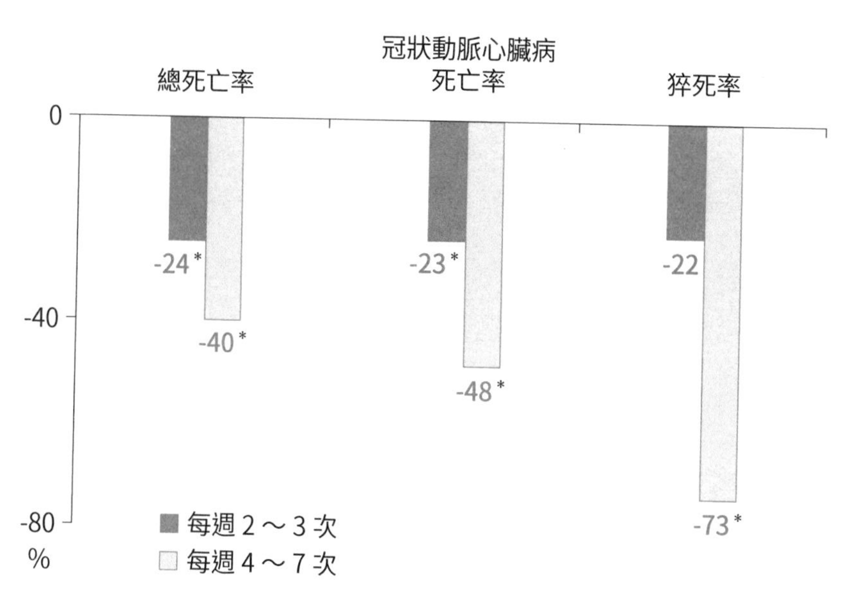

* 具統計學差異。
資料來源：作者提供
（根據 *JAMA Intern Med*. 2015;175:542-548）

鐘以上者，效果愈明顯（見下頁圖表49）。

這項研究結果很重要，每週做桑拿次數愈多或時間愈長，愈能減少冠狀動脈心臟病死亡率及總死亡率，但缺點是研究對象只有男性，不過套用在女性身上應不會有太大差異。

需要注意的是做桑拿前不可喝酒，而且每次做桑拿大約會流失五百毫升體液，因此水分要喝足，另外姿勢性低血壓者每次做桑拿時間不宜過久。

我的結論是做桑拿可有益心血管保健，我自己早就養成每週做桑拿二至三次的習慣。

圖表 49 相較於每次桑拿小於 11 分鐘者，時間較長有較好的心血管保健效果

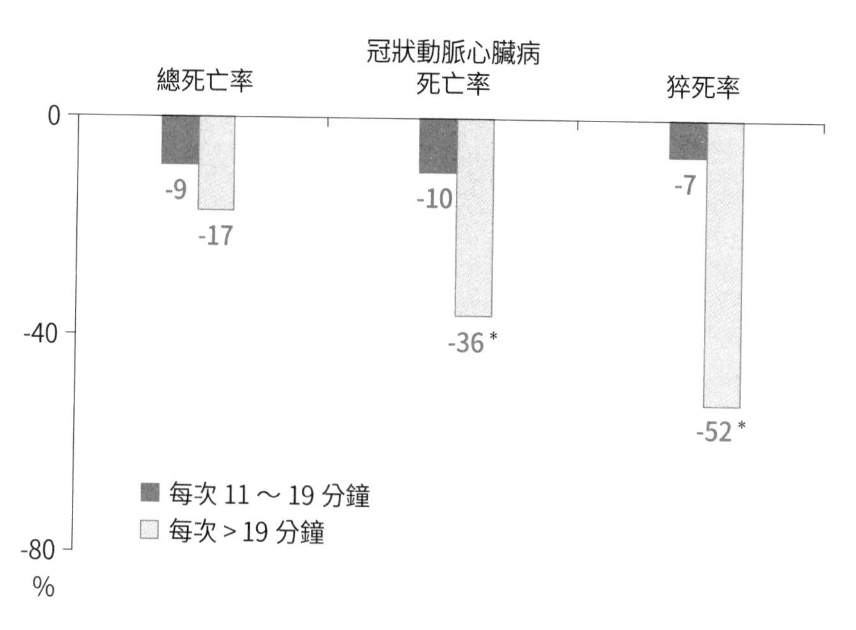

* 具統計學差異。
資料來源：作者提供
（根據 *JAMA Intern Med*. 2015;175:542-548）

血糖11問

Q1 糖尿病患者需要每天測血糖嗎？

有注射胰島素的糖尿病患者需要每天測血糖，而血糖很穩定、未注射胰島素的患者就沒必要，可以用糖化血色素來監測血糖。

糖化血色素是什麼？血中紅血球含有血紅素，當血液中的葡萄糖進入紅血球，就會和血紅素結合形成糖化血色素。紅血球的平均壽命約三個月，葡萄糖附著在血紅素上並不容易脫落，所以只要檢查血中糖化血色素濃度，就可以得出近二、三個月的血糖變化。

檢查糖化血色素要比測血糖方便嗎？

糖化血色素是九十天的血糖平均值，正常值應該在四至五．六％之間；如果來到五．七至六．四％屬於糖尿病前期，罹患糖尿病風險會升高；假如超過六．五％，就可以確診為糖尿病。

一般建議糖化血色素應該控制在七％以下，如以空腹血糖而言，正常應小於一〇〇；超出一〇〇但小於一二六，則屬於糖尿病前期；大於等於一二六而且有二次測定，就可以確診為糖尿病。

我們可以自己在家測血糖，卻很難測得糖化血色素，所以除非是天天需要注射胰島素的患者必須每日測血糖，其他控制良好的患者只需要每三個月到門診測糖化血色素就好，而且這個檢測屬於糖尿病照顧網，健保有給付。

低血糖危險嗎？有何症狀？如何防範？

高血糖危險，低血糖也不行，血糖過低症狀很多，例如會冒冷汗、躁動、急躁或發脾氣，也會有飢餓感，嚴重時會頭暈，最後導致昏迷。

造成低血糖的原因有很多，空腹運動、太餓或活動量過大等都有可能，但以降血糖藥物為元凶。

我原本早餐都吃四片全麥吐司，某天少吃了二片，看門診時過了中午十二點情緒忽然變很差，頻頻想發脾氣，這時候趕緊吃一點東西升血糖就好。

不過如果原本血糖就超過正常值，只是未達糖尿病標準的人，發生低血糖現象時不要直接吃糖，而是補充醣類食物。

其實導致低血糖最常見的原因仍是降血糖藥物，因此治療糖尿病時，我們都優先選擇不會造成低血糖的藥物。

糖尿病患者如何避免大、小血管病變？

什麼是大血管病變？包括腦中風、冠狀動脈心臟病和周邊動脈阻塞。小血管病變則是視網膜、腎臟和周邊神經出現病變。

光是控制血糖就可以有效防範小血管病變，神經不會那麼快惡化，眼睛也不容易惡化。但是要藉由傳統降血糖藥物避免大血管病變，則需要持續控制十年以上。

血壓、血脂與心血管疾病的密切關聯性，很早就有定論。但醫界對於降低血糖能否減少中風及心肌梗塞有疑慮，只確定高血糖一定不好，但降低血糖能否降低心血管疾病則未被證實。

二〇〇七年之前，有研究顯示某種降血糖藥物會增加心肌梗塞機率，於是美國食品藥物管理局要求之後所有降血糖藥物上市前必須通過臨床試驗以證實安全性，也意外發現 GLP–1 促進劑及 SGLT2 抑制劑的好處。

全球糖尿病患者愈來愈多，因為肥胖者和不運動（或者只是不動）的人愈來愈多，糖尿病是三高中病例增加最快的慢性疾病，因此各大藥廠投注大筆資金進行藥物試驗。

目前降血糖藥物有三大類：GLP–1 促進劑、SGLT2 抑制劑和 DPP–4 抑制劑，前二種都經過國際大型研究證實有效。

二〇一五年有二種新型降血糖藥問世，其中 GLP–1 促進劑能降低血糖，還能進一步減少心肌梗塞與中風。

而 SGLT2 抑制劑可以預防心臟衰竭及腎臟病，如今這款新藥不只糖尿病患者可用，就連沒有高血糖的腎臟病患者也能受惠。雖然現在台灣健保尚未給付，不過自費一個月不到一千元，許多糖尿病、腎臟病和心臟衰竭患者都能使用。

降血糖藥必須吃一輩子嗎？

降血壓、血脂和血糖藥都是無法回頭的慢性病藥物，一旦吃了就很難停藥，因為高血壓、高血脂和高血糖這類慢性病在發作前已經累積十到二十年緩慢形成，對血管也有十到二十年的傷害歷程，可怕的是，大血管病變早在診斷為糖尿病之前就已經產生了！

也可以說，在糖尿病前期階段，血管就開始產生病變。除非是很早期就發病，否則不太可能有機會停藥。

慢性病之所以稱為慢性病就是它延續了很久，英文名稱 Chronic Disease 就明示了它和時間有關。

我常開玩笑安慰患者不要覺得從此終生吃藥很難過，就像每天要吃飯，吃飯是為了活命，那麼吃降血壓、血糖藥也是為了活命，而且可以活得比較好，把吃藥當吃飯看待心情就會好起來。

糖尿病患者能吃代糖嗎？代糖又稱為甘味劑、甘味料，種類很多，要看是哪一種。至於代糖是否會致癌，由於種類繁多，目前尚無定論（參見頁一一五）。

該如何超前部署、提早防範糖尿病呢？最好每年定期到醫院檢測糖化血色素，並將糖化血色素維持在小於五．七％。

糖尿病患者應該多久做一次眼底攝影？

糖尿病患者必須追蹤視網膜是否有小血管病變，第一次發病就診時，一定要做眼底攝影，之後視醫師要求追蹤。

如果吃藥得宜，血糖管控得很好，可減少小血管病變機率，而且也會延緩發生視網膜病變。

糖尿病患者有蛋白尿怎麼辦？

許多人解小便時發現尿液冒泡泡就很緊張，因為這是蛋白尿的徵兆，可是到腎臟科檢驗卻發現沒事。

其實，尿液冒泡泡並非一定是蛋白尿。

腎臟主要排泄的是水分，以及蛋白質代謝後剩餘的含氮廢物，尿液的泡泡多半都是含氮廢物造成的，但尿液內還會有一些其他廢物，例如電解質、色素和毒素等。

早上起床解尿時比較常出現泡泡，因為這個時間通常還沒喝水，尿液濃度較高。

另外，男性站著尿尿又或者解尿時解得速度比較快，也會導致尿液冒泡泡。

尿蛋白是判斷腎臟病的一個指標，尿蛋白高，則罹患心血管疾病的風險變高，腎臟惡化的速度也會加快，所以必須定期檢測是否有蛋白尿。

現在有些高血壓藥及新的降血糖藥，可以有效減少蛋白尿並保護腎臟。

糖尿病患者會洗腎嗎？有方法可以避免嗎？

我常跟學生說，好的醫師能延後患者洗腎時間。

長年高血壓、高血糖患者常伴隨腎臟病變，一旦走到腎臟受損階段，嚴重的話確實只能走上洗腎這條不歸路。然而，我們站在預防醫學角度，就是要防範疾病演變到難以收拾的地步。

擔心洗腎就必須超前部署，千萬不要任由血壓及血糖升高，唯有早期發現、早期治療才能真正防範小血管損壞，近一步杜絕腎臟病變的可能。

一般而言，收縮壓能夠降到一三〇毫米汞柱以下、糖化血色素降到六．五％以下，可大幅延緩腎功能的惡化。而膽固醇的控制則和腎功能無直接關聯（參見下頁圖表50）。

目前已經有新藥可使糖尿病患者減少洗腎機率。新型降血糖藥如 SGLT2 抑制劑，其機轉主要是排泄糖、鈉離子與水分，但同時會改善腎功能，嘉惠糖尿病患者與腎臟病患者。不過這種新藥因為排糖作用好，尿液中含糖量很高，較容易造成黴菌感染，解尿後必須保持乾淨。

不想洗腎，謹記控制血壓及血糖，避免血管受傷害，就可以延緩腎臟病變。

圖表 50 糖尿病患者預防腎病變，三高數值控制目標

血壓	收縮壓 ≤ 130
血脂	和腎功能無直接關聯
血糖	糖化血色素 ≤ 6.5%

資料來源：作者提供

糖尿病患者比較容易心肌梗塞嗎？

是的，糖尿病患者心肌梗塞風險較高，因為血糖高會傷害血管。想像一下，就好比血管浸泡在糖水裡，長期高血糖，血管內壁很容易發炎、受傷，進而導致血小板持續聚集前來「療傷」，引發動脈粥狀硬化，血管口徑愈來愈狹窄，如果發生在冠狀動脈就是冠狀動脈心臟病，如果斑塊破裂就是急性心肌梗塞。

《二〇二二年美國糖尿病學會第二型糖尿病治療指引》建議，使用腸泌素GLP–1促進劑於動脈粥狀硬化病史或具心血管疾病危險因子的患者控制血糖。

腸泌素GLP–1是由人體腸道分泌的荷爾蒙，它的發現是個奇妙故事。科學家在墨西哥及美國亞利桑那州發現一種沙漠毒蜥蜴，一年只需吃四餐，於是進行研究。

原來牠的唾液有腸泌素，能促進胰島素釋出，充分利用葡萄糖，也就是進食當下就準備開始消化食物，於是科學家就在實驗室製造出類似藥劑，用於幫助糖尿病患者降低血糖。也因此，一問世便造成轟動，俗稱「瘦瘦針」，可用來減重。

但不是所有人都能使用腸泌素，首先它有副作用，會引發腸胃不適，出現噁心、嘔吐、腹瀉或便祕等副作用。其次，有甲狀腺髓質癌或多發性內分泌腫瘤的患者絕對不可使用瘦瘦針。

糖尿病患者比較容易腦中風嗎？

是的，高血糖容易損害血管造成發炎現象，導致血小板聚集，久而久之堆積在血管內壁產生斑塊，導致動脈粥狀硬化、血管變窄，萬一斑塊破裂就會堵塞血管，形成血栓。

血管遍布全身，假如血栓發生在心臟會引發心絞痛、心肌梗塞，發生在腦部會引發腦中風，發生在腎臟會影響腎功能，發生在四肢會造成末梢麻痺疼痛不適。

為什麼有些糖尿病患者一走路腳就痠痛？

長期血糖過高會使大血管動脈硬化，我們腿部也有大動脈，這裡的動脈如果產生動脈硬化現象，就會影響血流順暢，腿部循環差自然容易痠痛，尤其是走路運動後。

糖尿病患者足部的併發症還有更嚴重的「糖尿病足」，大概二五％患者有這種困擾，常見症狀是足部皮膚潰瘍、乾燥搔癢、傷口難癒合。

這是因為患者體內持續處於高血糖環境，會導致末梢神經感覺異常或遲鈍，患者有時候連身上有傷口都沒感覺。如果再加上周邊血管異常，血液循環不佳，傷口當然不易癒合。

臨床統計，足部皮膚潰瘍的患者六〇％以上已經有神經性病變，五〇％已經有周邊動脈血管病變問題。

傷口如果久久都不癒合，就會增加更高的風險，持續潰瘍容易引發敗血症，最嚴重的後果是截肢。

由於糖尿病患者對「痛」很遲鈍，也使得糖尿病足非常容易被忽視，延誤診治時機。

好好控制血糖，利用新的糖尿病藥物，加上控制血壓及低密度脂蛋白膽固醇，就會減少周邊動脈疾病。

心律不整5問

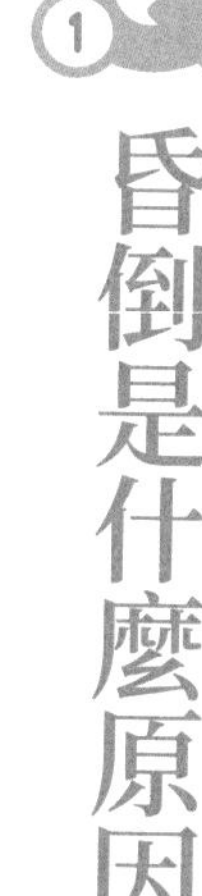

昏倒是什麼原因？

口語所謂「昏倒」在學術上稱為「暈厥」（Syncope），是暫時的意識喪失，並且合併肢體無力支撐而倒下去。如果人還坐得好好沒倒下去，那只是失去意識。

簡單來說，失去意識又倒地就是暈厥，在暈厥期間患者完全不省人事。

暈厥是心血管五大症狀之一，九〇%以上是心血管出問題。最常見的是心跳太慢或太快，或是血壓太低，無法維持腦部全面性供血與功能，導致腦部暫時當機。還有一種原因是迷走神經暈厥，症狀也是昏倒。

但凡心跳只要停三秒人就會暈一下，如果心跳停止超過五秒鐘人就會暈過去。

之所以會暈厥有時候是血壓太低，例如患者吃了藥效太強的高血壓藥，或者剛好拉肚子水分不夠又吃了強力高血壓藥，造成血壓降低。還有，心臟瓣膜有問題或是主動脈狹窄，血液無法從心臟打出去，導致腦部缺血。

大腦有一塊組織在延腦附近，是維持意識的中心，左右都有，腦部全面性缺血與功能喪失，患者才會失去意識。通常患者會臉色發白、眼前一黑失去意識，平躺數分鐘會自動恢復意識，症狀往往來得快、去得快，而且患者會自行完全恢復。

然而，中風是腦部半邊或局部失去功能，所以常常是半邊身體或肢體不能動，意識不會完全消失。

有時癲癇也會造成昏倒。有的人癲癇發作會先有抽搐動作，才跟著昏倒，有的人癲癇發作直接就昏倒，和暈厥情況非常像。如何區別呢？

暈厥的患者通常大小便不會失禁，但癲癇會。而且癲癇患者醒來會沒有記憶，迷迷糊糊。癲癇患者昏倒前有時候還會有幻聽症狀，暈厥則什麼前兆都沒有。

暈厥還有一個特點，一旦恢復意識，患者馬上知道自己人在何處。癲癇患者醒來後經常有十到十五分鐘不知自己身在何方（暈厥和癲癇的差異，請見頁二七八圖表51）。

癲癇的主因是腦部劇烈放電造成意識功能喪失，要送神經科檢查，與心血管無關。

如果暈厥患者發作的原因是心跳太慢，就要考慮裝心律調節器。調節器可以在心臟不跳時「幫」心臟跳動，以維持心跳正常頻率。

有些患者暈厥的頻率很少，針對這類患者，我們會做植入性長期心電圖紀錄，監控心跳變化，去找出到底是血壓太低還是心跳太慢造成暈厥，才好做處置。如果發現長達三至五秒心臟都不跳動了，那就可能需要裝心律調節器。

圖表 51 暈厥和癲癇鑑別

	暈厥	癲癇
成因	90% 是心血管出問題，最常見的是心跳太慢或太快，或是血壓太低	主因是腦部劇烈放電造成意識功能喪失
昏倒前先抽搐	無	不一定
昏倒時大小便失禁	通常不會	會
昏倒前幻聽	無	不一定
昏倒醒來後意識	馬上清醒，知道身在何處	迷糊，有 10 ～ 15 分鐘不知道身在何方

資料來源：作者提供

心跳太快或太慢就是心律不整嗎？

正常心跳每分鐘介於五十至一百下。

心律不整包括許多疾病，例如心臟的發電廠罷工造成心跳太快、心臟多了一些不正常的傳導神經造成心跳太快、心房不正常造成心房顫動或心跳不規則等。

心跳介於每分鐘四十至五十下不會有什麼不舒服，但如果低於四十下就必須找出原因，而快速性的心律不整大都超過每分鐘一百四十下以上，也必須找出原因。

心悸就是心律不整嗎？

心悸是症狀，心律不整是疾病名稱。臨床定義的心悸是你能感覺到自己的心跳，正常情況我們不會「感覺」到自己的心臟在跳。

心悸可能表示心臟出問題，其中一個可能是心律不整，甲狀腺亢進或貧血都會造成心悸，心跳很快或很慢也會心悸。

門診常遇到患者說自己心悸，我追問「心悸」狀況時，有些患者會描述他胸痛。這時候為了清楚鑑別病症，我會問他：「是會悶、會喘，還是會痛？」很多患者會說「痛」。會痛，科學上稱之為「胸痛」，這不是心悸。

曾有患者感覺心悸，但心電圖檢查結果沒問題，我看他臉色蒼白就進行抽血檢查。結果發現血紅素很低，只有七點幾、八點幾，因為患者沒有血尿也無其他出血狀況，我研判或許是腸胃道長期出血造成，可能是胃癌或大腸癌，要患者趕緊照胃鏡，果然發現是胃癌，而且已經是第二期。由於每次出血量極少，大便看不出有變黑跡象，患者並未起疑。這是貧血導致心悸的案例。

心跳很慢也會心悸，心臟位於胸廓內，本身並沒有感覺神經，所以我們平常不太會感覺得到它的搏動。可是如果原本心跳有七十下，忽然變成三十下，心臟每次搏動要打出去的血液量就會變大，以維持一定的輸出率，患者會很明顯感覺到心臟很用力跳動，這時心臟非常容易頂到胸廓，讓我們感覺心臟在跳動。

心肌梗塞時患者感覺的疼痛點在胸廓中間，不是左胸心臟處，因為內臟都是轉移痛。我們的內臟內部都沒有感覺神經，不會有痛的感覺，出問題都是轉移痛，好比膽囊發炎也不是痛在膽囊位置。

另外有一種情況是年輕女孩因心悸就診，我看年齡不太可能罹患大腸癌，但貧血嚴重，通常八九不離十是子宮肌瘤。

子宮肌瘤會增大內膜表面積，造成生理期內膜脫落規模也變大，出血量自然比正常情況大很多，就會導致嚴重貧血，通常這種患者生理期血流量大、時間也較長。如果是子宮內膜癌也會造成貧血，但目前臨床紀錄是子宮肌瘤比例較高。

心跳由生命中樞竇房結控制，白天交感神經活性較高，維持活動需要的心跳搏動較快，交感神經一作用，血中腎上腺素會增加，支撐我們「戰鬥」。睡覺時，迷走神經會起作用，這時心跳會變慢。

曾有病例就診說胸痛，年輕醫師立刻安排心電圖檢查，我說應該先檢查身體，見患者胸部腫大，一問才知道他服用的藥物會造成男性女乳化現象，所以胸痛其實是乳房脹痛，無關心臟。有些心臟衰竭藥和高血壓藥會造成男性女乳化症狀，經驗較少的年輕醫師易誤診。

什麼情況需要裝心律調節器？

一般都是心跳慢而且出現狀況（例如暈厥）時，要裝調節器。通常心跳慢到三秒才跳一下或四、五秒才跳一下，就應該借助調節器維持正常搏動。

然而，裝心律調節器並無法延長壽命，只是能減少暈厥，改善生活品質。

以往調節器只裝在心室，因為把血液打出去的位置在此，後來發現效果不太好。現在的心律調節器做成雙腔形式，同時裝在心房與心室。

調節器機型很多，有些先進的可感受運動生理現象而自動調節心跳快慢，運動時自動變快，休息睡覺時自動慢下來。患者可以視日常活動方式與活動量和醫師討論裝哪種調節器。

心律調節器誕生於一九六〇年代，愈做愈好，大小如五十元銅板，電池壽命可維持八至十年。

現在的技術非常進步，安裝在左胸前左上部位、皮下組織上，從靜脈進去，將鋼絲一根送進心房，一根送往心室，另一邊連接在機器上。

裝置心律調節器後，有幾點需要注意，見下頁圖表52。

圖表 52 裝置心律調節器後，可以及不可以的動作

可以	・撥打手機，但手機必須距離心律調節器至少 15 公分，還要避免把手機放在胸前口袋內 ・通過機場安檢系統（但手持式探測器不行，必須先出示心律調節器識別證） ・做電腦斷層掃描
不可以	・裝完 24 小時內過度運動肩膀 ・裝完 2 週內將上臂提高超過肩膀 ・裝完 4 週內手提超過 5 公斤之重物 ・裝完 4 週內打高爾夫、網球或游泳 ・核磁共振檢查（但現已有可相容之機型） ・接近高壓電及變電所

資料來源：作者提供
（根據美國心臟學會及加拿大渥太華心臟中心資料）

心房顫動的成因為何？預防及治療方法是什麼？

心房顫動是一種疾病，可能導致猝死、中風，造成心房顫動的原因很多，包括心瓣膜閉鎖不全或狹窄、老化、高血壓、糖尿病及心臟衰竭。

心房顫動使心房跳動達到每分鐘三百甚至三百五十下以上，且心跳不規律，不按牌理出牌，完全不規則，而且無法有效收縮，進而可能產生血塊，很容易打出去引發腦中風。

心房顫動發病非單一原因所致，但首要防範重點是預防中風。中風是最麻煩的，因為不可逆，一定要預防。例如一確診心房顫動，大部分患者需要吃抗凝血劑以預防中風，至於心房顫動的症狀可利用藥物來控制。

中風的風險可以用心房顫動中風風險評估表（CHA2DS2-VASc Score）來評估（見下頁圖表53）。一般而言，男性患者如果大於等於一分，女性患者如果大於等於二分，應考慮服用抗凝血劑。

有些保健食品會引發心房顫動，例如魚油，但未必會導致中風。魚油和魚肝油可能使血液變得比較稀，所以也會略微影響凝血功能。

電燒並非治療心房顫動的必要手術，還是要視患者情況而定。曾有實驗研究藥物治療與電燒治療哪個好，一組施用抗心律不整藥物，另一組用電燒，結果發現二組的死亡率和住院率都毫無差別，但電燒可使症狀改善一點，且提升生活品質。

心房顫動容易引發猝死、中風，不過電燒卻無法改變中風、死亡和心臟衰竭這些致命後果，而且電燒後也必須使用抗凝血劑。

圖表 53 心房顫動中風風險評估表

臨床狀況	分數
心臟衰竭病史	1
高血壓病史	1
糖尿病史	1
中風病史	2
動脈硬化性血管病史（心肌梗塞、周邊動脈硬化疾病）	1
年齡 ≥ 75 歲	2
年齡 65 ～ 74 歲	1
女性	1
總分	0 ～ 9

資料來源：作者提供
（根據 *J Formos Med Assoc*. 2016;115:893-952）

根據台大醫學院簡國龍教授做的金山社區研究結果，國內心房顫動患者頗多，推算起來大概有超過二十三萬名。

但這個統計數字可能還是低估，因為很多人沒有就診。推測四十歲以上的國人可能五分之一（相較於國外的比例為四分之一）罹患心房顫動，但這還不是比例最高的疾病，高血壓才是，四十歲以上的國人高達五成有高血壓。

第3章

心血管疾病常見問題解析

有效維護心血管健康的祕訣是什麼？

只要切實做到「護心八要點」，就是有效維護心血管健康的最佳之道。

現在我們再複習一遍護心八要點：控制三高（高血壓、高血脂、高血糖）、吃得對、睡得好、多運動、別太胖和不吸菸。

這八點其實不難做到，有心想要護心就做得到。

該做心導管手術嗎？一定要裝支架嗎？

誰該做心導管手術？通常是有症狀的冠狀動脈心臟病患者，也就是懷疑是冠狀動脈狹窄的患者。

但現在冠狀動脈電腦斷層掃描的診斷率很準確，並非一定要做心導管手術，畢竟這是侵入性檢查。

如果做出來冠狀動脈狹窄程度超過七〇％，就要考慮裝支架以減少症狀，因為肉眼檢測狹窄七〇％，表示血管口徑整個面積有五成堵塞。

不過臨床證據也顯示，穩定性冠狀動脈心臟病患者裝支架並不會減少心肌梗塞，也不能延長壽命，支架的作用單純是減少症狀。

造物主非常神奇，心臟的大血管如果阻塞，旁邊會「長」出側枝血管來支援，以維持血流供應無礙。

我們體內先天就有潛在血管，而且只要心臟慢慢缺氧，側枝血管立刻被激活起來作用。

如果是慢慢有胸痛症狀，這時候側枝血管就已經開始整裝上陣，這稱為穩定性冠狀動脈心臟病，一般不需要做心導管手術。

所謂穩定性冠狀動脈心臟病，是指平日無胸痛，但一爬山、運動就會感到胸悶、有壓迫感，休息後就會好。

近二十幾年來，這類患者吃藥和裝支架兩相比較，其實並無差別，二組患者都會感覺胸痛、胸悶的症狀減少。大家之所以都在裝心導管裝支架，無非是想減少症狀。

除非是斑塊突然破裂，瞬間造成血栓，側枝血管來不及上陣，造成心肌梗塞，那就另當別論。這種患者平常不會痛，一痛就要命。

所以我常跟患者說：「會痛不會死，會死不會痛。」

重點來了，怎麼知道有沒有斑塊？斑塊會不會突然造成血管破裂？做冠狀動脈血管內超音波或以其他攝像技術進去血管內看清楚就知道。如果發現是屬於穩定性斑塊，一般不太會破裂造成心肌梗塞；如果發現有不穩定性斑塊，就必須裝支架。

只要管控好血壓、血脂和血糖，也能確保血管的斑塊較穩定不易破裂。尤其要管控好低密度脂蛋白膽固醇，因為它就是造成斑塊不穩定的最大元凶。

急性心肌梗塞要緊急做心導管手術。一般評估標準是患者送到急診室門口之後，九十分鐘內要完成這樣的手術。臨床有一句話說「時間就是肌肉」，拖愈久心肌梗塞的範圍會愈大，有些醫院甚至把心臟科主治醫師與設備直接安置在急診部，將緊急手術時間濃縮在二十分鐘內完成。

血栓的成因為何？預防及治療方法是什麼？

血栓可能發生在動脈，也會發生在靜脈。

動脈血栓的成因主要是動脈硬化和心房顫動，會造成供血組織因缺血而損壞。

靜脈血栓的成因是深靜脈功能不良、潛在癌症或長期臥床，會引發上游組織栓塞瘀血。

靜脈內壓力很低，和動脈不一樣，血液回流靠三種方式：心臟舒張產生吸力把血液吸回來、靜脈瓣膜讓靜脈血液向心臟的方向做單向流動，還有靠運動時肌肉的收縮力促使靜脈血液回流。

假如都不運動或久坐、久躺不動，靜脈血液很難回流，就會導致血栓。

例如搭飛機時座位小，久坐不動就會造成靜脈栓塞，俗稱經濟艙症候群。

機艙內非常乾燥，為了防範靜脈血栓，要常常起身走動伸展肢體，並且多喝水，以減少血液凝固之風險。

二尖瓣脫垂是心臟病嗎？哪些症狀最危險？

二尖瓣脫垂是很常見的心臟瓣膜異常狀況，不過致死病例非常少，除非合併二尖瓣重度閉鎖不全，否則有些患者可以很長壽。

需要留意的是二十至五十歲的女性二成有二尖瓣脫垂問題，高於男性二倍。

何謂二尖瓣脫垂？

二尖瓣是位於左心房與左心室之間的雙瓣構造，就像一道閥門，因形狀關係也稱為「僧帽瓣」，可以防止左心室收縮時，裡面的血液回流到左心房。當左心室舒張時，二尖瓣就會打開，讓經由肺靜脈流進來左心房的帶氧血液，可以進入左心室。

正常情況下，二尖瓣的前後瓣一樣長，所謂脫垂就是有一瓣比較長。一般是前瓣比較容易脫垂，二尖瓣脫垂的原因不是很清楚，少部分是先天結締組織異常。

幸好，二尖瓣脫垂合併重度二尖瓣閉鎖不全的病例非常少見，真正有危險的不到一％。

通常透過超音波就會知道嚴重程度，嚴重的話可以動手術修補二尖瓣，甚至更換成人工瓣膜或機械瓣膜。

心肌梗塞有哪些前兆？會復發嗎？放支架可以預防嗎？

萬變不離其宗，心肌梗塞的前兆也不離胸痛或上腹痛、下顎痛、左臂內側痛、呼吸急促、頭暈或噁心五大症狀，造成心肌梗塞的必要前提是動脈硬化。

值得注意的是，血管硬化是全身性而非局部性，一旦發現冠狀動脈有硬化情形，就要提高警覺，可能除了冠狀動脈，其他動脈也有硬化現象。

為了救命，會替急性心肌梗塞患者緊急做氣球擴張術、裝支架。

如果一般人有三高或前兆症狀，還是要回到控制三高，並且徹底遵行護心八要點，特別是要超前部署，才是保護心血管最基本、最有效的辦法，也可以預防心肌梗塞復發。

氣球擴張術或裝支架都不是長治久安之道。而且每一次復發，也會使心血管疾病發作的風險加倍。

新光醫院心臟內科洪惠風醫師在其著作《洪惠風醫師心臟保健室》做了比喻，心肌梗塞就像土石流，血管內徑是公路，會發生這種心肌梗塞是血管壁出問題，產生血栓，塞住血管內徑，就像發生土石流時，山壁坍塌堵住道路；而放支架就像修公路，根本無法預防土石流。

我的看法是，根本就不要讓土石流有機會發生。

心臟衰竭是絕症嗎？施用強心劑有幫助嗎？

以前心臟衰竭是絕症，現在早已不是。

心臟衰竭的死亡率是五年五〇％，這個數字很高，高過乳癌和攝護腺癌死亡率，但低於肺癌和肝癌死亡率。

心臟衰竭診斷標準是依據臨床症狀：喘、腳腫和心臟擴大。最主要的症狀是喘，嚴重的話坐著也會喘，不過喘也可能是其他疾病引發的，例如肺的問題。

第二個症狀是腳腫，加上Ｘ光檢測發現心臟擴大，就可以診斷是心臟衰竭。

近年醫界又將心臟衰竭細分成二種。

簡單來說，一種是血液無法有效打出心臟，稱為收縮性心臟衰竭，有很多治療藥物可降低死亡率。

另一種是心臟太硬，血液無法順利進入心臟，而且心臟內壓力增加，稱為舒張性心臟衰竭，死亡率沒那麼高，但會一直有症狀，生活品質差，而且有效的治療藥物不多，因此臨床研究目前重心放在舒張性心臟衰竭。

早年收縮性心臟衰竭要換心，現在情況改觀，全世界換心手術都在減少中。

換心要排隊，往往排很久，在等到有心可換之前，患者都在心臟內科接受藥物治療，也因此在有心可換之前，病情已大幅改善，未必一定要換心（二種心臟衰竭比較，參見下頁圖表54）。

現在的新藥物已經可以將心臟衰竭死亡率減少七五%。這也使

圖表 54 二種心臟衰竭比較

	收縮性心臟衰竭	舒張性心臟衰竭
臨床症狀	喘、腳腫和心臟擴大	
成因	血液無法有效打出心臟	血液無法順利進入心臟
死亡率	較高	較低
有效治療藥物	多	少
強心劑使用	多	少
換心需求	早年需要，現已有藥物可大幅改善病情，未必要換心	未必要換心，但會一直有症狀，生活品質差

資料來源：作者提供

得心臟外科「換心業務」大為減少。

衛福部為了加強國人心臟衰竭照護，於二〇一九年成立台灣心臟衰竭臨床試驗合作聯盟，共有九家醫學中心參與。我擔任召集人，目的是和國際接軌，參與大型臨床試驗，早點把藥物帶進來。

強心劑大都用於收縮性心臟衰竭的急性衰竭、血壓驟降引發心因性休克的急救上，以求讓患者安度十幾個小時無性命之憂。

可是強心劑其實會增加死亡率，因為心臟衰竭患者的心肌已經很薄弱了，不可「鞭打」，應該減少它的負荷。

好比水牛犁田，牛已經疲憊不堪走不動，加以鞭打可能讓牠倒地不起，減輕負荷才能緩解牠的疲累。

我的治療邏輯就是減輕負荷。門診有位患者心臟衰竭，家屬著急的說：「醫師，要換心嗎？」

「不用換，只要二週你爸爸就會活蹦亂跳。」他一臉狐疑。

事實證明，使用適當的藥物和治療方法，患者不但無需換心，也能恢復體力與活力。

心臟衰竭患者在夜間睡覺時比白天更喘。

平常白天水分比較排不出去，水分都囤積在下肢，躺下來睡覺時，周邊的液體會慢慢移往軀幹中央及心臟，心臟壓力增大，所以患者經常會睡到半夜喘不過氣而失眠。

這不是一般的失眠，服用安眠藥不會改善，而是應該使用一點利尿劑排出多餘水分。

牙齒和心血管疾病有什麼關聯？

心血管疾病不會引起牙齒問題，但牙齒出問題會引發心血管疾病。例如，牙周病是慢性發炎，牙周病患者罹患心血管疾病比例較高，所以清潔、愛護牙齒很重要。

我自己就非常注重清潔牙齒，吃完食物都會用電動牙刷加上牙線清除牙菌斑。

蛀牙雖然也是發炎，但比較局部性，不如牙周病和心血管疾病的關聯性那麼高。而且牙周病會導致細菌性心內膜炎，因為牙周病的細菌會暫時性跑進血液裡，血液流到心臟如果附著在異常的心臟瓣膜上，就會引發心內膜炎。

細菌性心內膜炎很棘手，至少要二個月以上的治療時間。

兒童和青少年常見的心臟疾病有哪些？

現在比較少見兒童先天性心臟病，因為優生保健法允許孕期早期發現時進行治療性人工流產。先天性心臟病較難治療，因為是構造上有缺陷，要以手術改變構造比較困難。

先天性心臟病是很複雜的多元病症，包括心室中隔缺損、主動脈跨位、肺動脈狹窄和右心室肥大等，在此不詳述。

醫學進步驚人，以前冠狀動脈三條血管堵塞要進行大手術，現在可以裝支架。以前心臟衰竭要換心，現在改以藥物治療，死亡率減少一半以上。目前比較常見的兒童和青少年先天性心臟疾病剩下先天性心肌病變和先天性心律不整。

先天性心肌病變是心肌內收縮蛋白的基因突變或遺傳因素，造成功能異常，以前無藥可治，現在也慢慢有些藥物可以使用。

人體心肌細胞膜上都有所謂的「離子通道」，先天性心律不整就是離子通道出問題，假如有些基因突變，就會導致離子通道故障。

曾有先天性心律不整的案例是一聽到鬧鐘響心臟就停止跳動，也有人游泳中途心臟驟停，還有案例是父母都有基因突變，孩子幼時就猝死。遇到這些情況即使解剖也看不到病因，心臟驟停的原因是功能失效，不像心肌梗塞看得到有冠狀動脈血栓。

另外，巨大外力施加在心臟上，也會造成心律不整，導致猝死。例如二〇二三年有一位美式足球員因前胸受到大力撞擊導致「心震盪」，發生的心律不整可能僅僅幾毫秒間，心臟就掛掉。

所以，我也常囑咐心臟病患者千萬不可捶胸，萬一太大力，外力震盪造成心律不整，真的會致命。

誰是主動脈剝離高危險群？

一般人不會主動脈剝離，造成主動脈剝離的最大主因是血壓控制不良，其次是高血糖和吸菸。

也就是說，如果動脈硬化，加上血壓飆高，主動脈受到的壓力就會跟著升高。主動脈原本的壓力已經很大，幾乎有一〇〇多毫米汞柱，要是破裂，患者可能會立刻死亡。有些主動脈尚未破到最外層，但情況依然非常危急。

有高血壓、高血糖與菸癮的人，可以推測是主動脈剝離高危險群，應該每二年至少做一次健康檢查。

進行胸部 X 光檢查可以粗略看出主動脈有否擴大，如果發現主動脈愈來愈寬，只要多達五公分就要小心，這時候血壓突然增加就很可能造成血管破裂。

定期 X 光檢查除了查看肺部和心臟，還可以檢查大動脈，防範於未然。

主動脈剝離有一部分是突發性的，這就難以預測。例如細菌感染，或像 COVID-19 病毒有時會侵害血管內膜造成血管破裂。

還有一種是先天遺傳性結締組織異常的基因病變「馬凡氏症候群」，關節容易脫臼（主動脈剝離高危險群參見頁三一三圖表55）。

我們的血管組織有三層，其中一層是結締組織，如果罹患這種先天疾病，血管中層變得很脆弱，很容易主動脈剝離。

美國林肯總統就有這種基因病變，患者的外觀特徵是長得很高、四肢細長。

因此，血管的健康與彈性很重要，千萬要謹慎管控三高。膽固醇或其他廢棄沉積物會經年累月囤積在血管內壁、高血糖會引發血管發炎、高血壓會影響正常血液流速與血管擴張，而吸菸會刺激交感神經引起血壓升高。

圖表 55　主動脈剝離高危險群

身體異常	· 高血壓 · 高血糖 · 主動脈擴大達 5 公分
生活習慣不良	有菸癮者
基因病變	馬凡氏症候群
突發性	細菌感染等

資料來源：作者提供

第4章

護心像理財愈早愈好

如何預防心血管疾病？

生活習慣是關鍵因素，尤其以睡覺最重要。

然而，人的個性在精卵結合瞬間就決定了，很難改變，生性愛操心的人要有意識提醒自己放下煩惱，遇到壓力大，也要提醒自己放輕鬆，盡量減少心事。心事太多，心血管的負荷也會變多。

最好的方法就是遵照「護心八要點」，尤其不可熬夜，更不可熬夜一晚、隔天大睡十六個小時，這樣做非常「傷心」。

飲食對心臟病藥物效果有什麼影響？

我有位阿嬤患者需要吃抗凝血劑，可是要忌食綠色蔬菜，例如地瓜葉、菠菜等，她聞言大驚：「這些都不能吃嗎？可是這些都很營養啊！」

下一次門診時，阿嬤一進診間就給我看事先準備好的剪報，上面寫著只要不大量吃就沒關係。

少數飲食會影響藥物吸收或代謝，所以服用藥物可能需忌口。血中的凝血因子需要維生素K才能製造，而抗凝血劑就是抑制這些凝血因子的產生，綠色蔬菜含有大量維生素K，這時候就要忌食，偏偏顏色愈深的蔬菜愈營養。

以前服用舊的抗凝血劑患者確實一點綠色蔬菜都不能入口，現在新的抗凝血劑已經改善這個缺點，不需要調整飲食習慣。

有些藥物的安全性很廣，例如某個食物會抑制某種藥物代謝的酵素，但血中濃度即使增加三倍也不會有影響，像抗生素的安全容忍度比較高。

但有些藥物安全範圍很窄，只能容忍一至一．五倍的濃度差異，很容易超標，必須忌口，例如傳統抗凝血劑或毛地黃。

如何保養血管？血管老化可以改善嗎？

動脈硬化疾病通常會累積十幾年才爆發，是緩慢推進的慢性過程，我建議超前部署，趁年輕早早阻斷三高的危險因子，就可以讓血管「青春永駐」。

血管老化可以改善嗎？當然，「護心八要點」就是血管青春寶典！如果已經發現心血管疾病，一定要求助專科醫師，不要相信網路上鋪天蓋地的資訊，看到很多人分享食療好像效果不錯，就跟著有樣學樣。

舉個例子，很多人奉行的「一六八飲食法」、「二〇四飲食法」已經有科學研究證實對減輕體重無特別效果，影響體重的關鍵是每日攝食的總熱量，將攝食時間局限在某個時段內不會有減重效果。

第5章

心臟疾病最新療法與展望

高血壓藥物的現在與未來

血壓問題可能出乎大家意料，四十歲以上的人五〇%有高血壓問題，人如果活到八十歲以上有九〇%會罹患高血壓，其中將近一〇%屬於頑固型高血壓，也就是用了至少三種高血壓藥仍然無法降到正常值。

但降血壓也不是太複雜的事，一般而言，一種高血壓藥可以降低收縮壓一〇毫米汞柱，二種高血壓藥相加，則可以降二〇毫米汞柱。血壓每降低五毫米汞柱，可使心血管疾病減少一〇%。

過去常用的高血壓藥不外五大類：利尿劑、血管收縮素轉化酶抑制劑／血管收縮素受體阻斷劑、乙型阻斷劑、鈣離子通道阻斷劑及醛固酮拮抗劑（見頁三二四圖表56），而且這五種藥物的不同組合，讓九〇%以上的高血壓患者達到良好的控制狀況，也就是收縮壓可以降到一三〇毫米汞柱以下。

針對頑固型高血壓，這二年也有所突破，例如內皮素受體拮抗劑，可以再把收縮壓降低四毫米汞柱左右。另一種較有希望的新藥，是醛固酮合成酶抑制劑，可以使頑固型高血壓患者的收縮壓再降低一〇毫米汞柱左右（見下頁圖表56）。

現在前景看好的高血壓藥，則是小分子干擾核糖核酸，它可以抑制高壓素原產生（見下頁圖表56）。最近公布的研究結果顯示，每半年皮下注射一次，可以將收縮壓降低超過二〇毫米汞柱，效果長達半年以上。

這種皮下注射的高血壓藥可能是未來高血壓治療的新希望，就像打疫苗一樣，每半年打一針，等於每天吃二種高血壓藥，其方便性不言而喻。

圖表 56 高血壓藥物種類

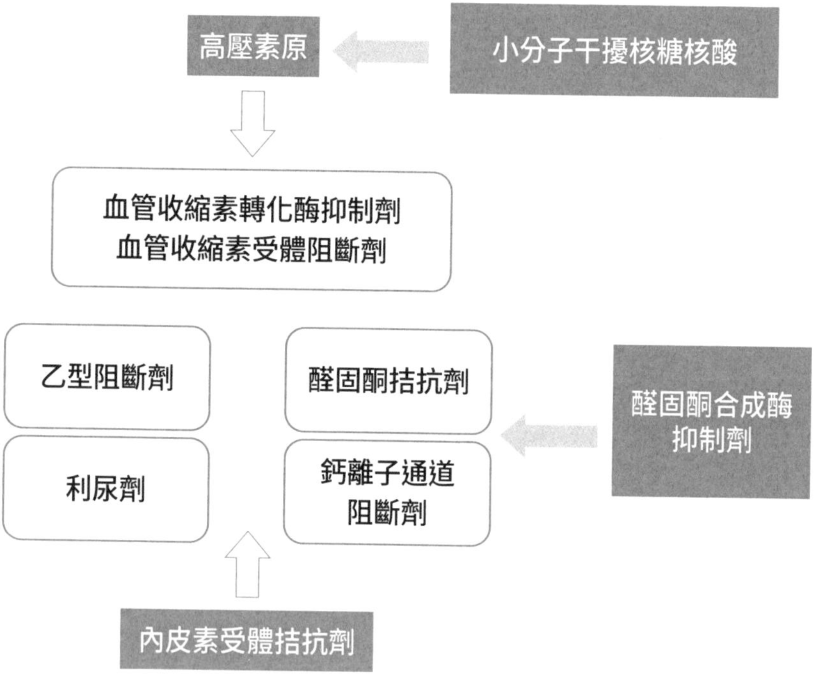

資料來源：作者提供

降血脂藥物的現在與未來

血脂異常包括低密度脂蛋白膽固醇增高、脂蛋白a增高、高密度脂蛋白膽固醇降低及三酸甘油酯增高，其中又以低密度脂蛋白膽固醇和脂蛋白a增高最具臨床意義。

低密度脂蛋白膽固醇每降低四〇毫克／分升，罹患心血管疾病的風險會減少二二%。目前最有效且證據最強的藥物是他汀類藥物（見頁三二九圖表57），可以抑制肝細胞內膽固醇的合成，間接增加肝細胞細胞膜上的低密度脂蛋白膽固醇接受器，將血中的低密度脂蛋白膽固醇帶入肝細胞內，血中的低密度脂蛋白膽固醇就降低了。

目前常用的立普妥或是冠脂妥均可以減少低密度脂蛋白膽固醇約五〇%以上，但服用他汀類藥物約有五至一〇%患者會有肌肉痠痛的副作用。

二〇二〇年美國有另一類減少低密度脂蛋白膽固醇的藥物班佩多酸（Bempedoic Acid，見頁三二九圖表57）上市，但效果較差，只能減少約二〇%的低密度脂蛋白膽固醇，台灣目前尚未核准。這種藥物可以用在無法耐受他汀類藥物，或使用他汀類藥物後低密度脂蛋白膽固醇仍未達標的患者。

除了減少肝細胞膽固醇的製造，另一種方法是減少腸道表皮細胞吸收食物中的膽固醇，目前最常用的藥物是怡妥（見頁三二九圖表57）。怡妥可以減少一八%的低密度脂蛋白膽固醇，目前可以和他汀類藥物合用，或是用在他汀類藥物無法耐受的患者。

除了他汀類藥物相關的作用路徑以外，這十年來有另一條路徑亦十分受重視，就是前蛋白轉化酶枯草桿菌蛋白酶／kexin 9型（PCSK9，見頁三二九圖表57）。PCSK9主要由肝細胞製造，分泌到血液中後，它可以和細胞膜上的低密度脂蛋白膽固醇接受器結合，加速低密度脂蛋白膽固醇接受器的崩解，造成血中低密度脂蛋白膽固醇增加。

目前已經有每二週一次皮下注射的 PCSK9 抑制劑，它是一種單株抗體，可以減少低密度脂蛋白膽固醇約五五至六〇%，十分有效。可以和他汀類藥物合用，以大幅減少低密度脂蛋白膽固醇，或用在他汀類藥物不耐受的患者。

PCSK9 抑制劑沒有副作用，但價格較高，目前健保給付條件很嚴格，一個月自費約九千到一萬元。

口服的 PCSK9 抑制劑目前也進入第三期的臨床試驗。

除了 PCSK9 抑制劑以外，目前台灣有另一類藥物正在進行臨床試驗，而在歐美各國均已開放，就是 PCSK9 小分子干擾核糖核酸（SiRNA，見頁三二九圖表57）。它的優點是只要每半年皮下注射即可，十分方便，目前台灣尚未核准。

除了低密度脂蛋白膽固醇，另一種脂蛋白也很重要，就是脂蛋白a。一般人約有一〇%脂蛋白a過高，也就是大於五〇毫克／分升。目前知道脂蛋白a過高造成動脈硬化的嚴重度，比低密度脂蛋白膽固醇過高還要厲害。

現在已有二大類皮下注射藥物Lp_a小分子干擾核糖核酸和Lp_a反義核糖核酸（見下頁圖表57）在做第三期臨床試驗，在未來三年內即可知道它對抗動脈硬化疾病的效果。

高密度脂蛋白膽固醇低之患者，雖然心血管疾病會增加，但用一些增加高密度脂蛋白膽固醇的藥物均無法有效減少心血管疾病，降低三酸甘油酯的藥物也全部失敗。

總而言之，目前在血脂治療方面，仍是以減少低密度脂蛋白膽固醇為主流，而未來脂蛋白a的影響受到關注。

圖表 57 降血脂藥物及其作用部位

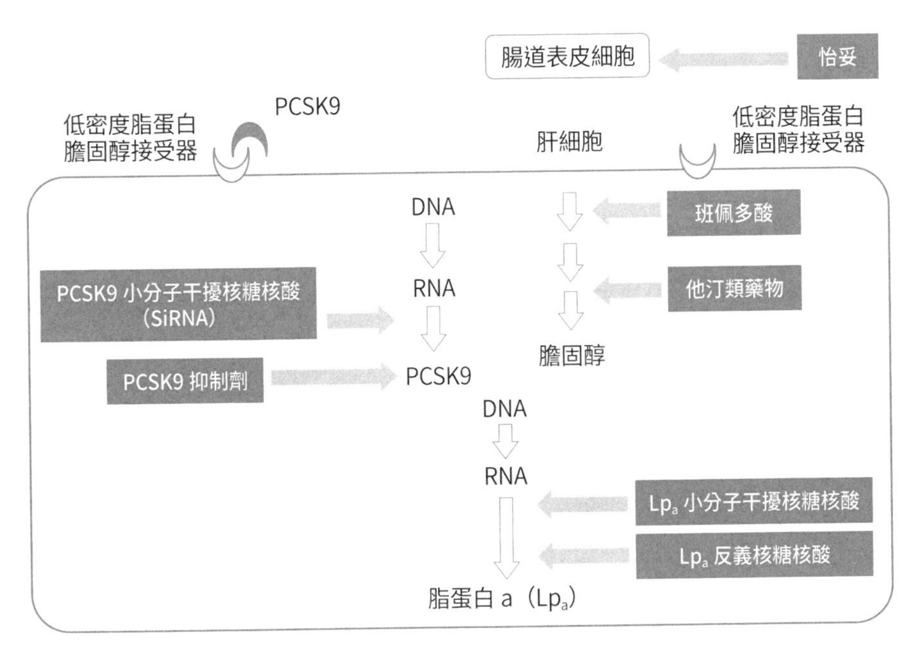

資料來源：作者提供

降血糖藥物的現在與未來

糖尿病分為二型，第一型完全無法製造胰島素，必須終生注射胰島素；第二型不一樣，非先天疾病，大部分是胰島素阻抗引起的，糖尿病患者九五％都屬於第二型。

胰島素是胰臟中的胰島所分泌的荷爾蒙，負責將食物消化之後吸收到血液中的葡萄糖轉入全身細胞，避免葡萄糖堆積在血液中產生毒性。

第二型糖尿病主要是胰島素阻抗增加，也就是細胞對胰島素反應變差，不讓葡萄糖進入細胞。阻抗的原因很多，最主要是肥胖，脂肪過多導致身體失去對胰島素的敏感度。因此第二型糖尿病的第一線治療照理來說不該是注射胰島素，而是增加胰島素的敏感度。

過量胰島素會導致低血糖，患者會變胖，直到近十幾年才有一些新藥問世。

目前糖尿病新藥有三大類（參見頁三三五圖表58），第一類是腸泌素，包括GLP–1（胰高血糖素樣肽–1）以及GIP（胃抑制胜肽）。腸道其實是內分泌器官，能感知食物進入，於小腸前半段分泌GIP、小腸後半段及大腸的前段分泌GLP–1，進而刺激β細胞釋放胰島素，達到抑制升糖素、延遲胃排空並降低食欲的效果。

不過，GLP–1及GIP只要一產生很快就會被DPP4（二肽基肽酶–4）代謝掉，但如果注射的GLP–1促進劑濃度很高，就不會被DPP4代謝掉。

第二類糖尿病新藥就是DPP4抑制劑，如前面所言，它會增加內源性的GLP–1及GIP，但是增加的濃度都很低，因此DPP4抑制劑除了降血糖，對心血管並無保護作用。

目前市面上造成大轟動被瘋狂搶購一空的瘦瘦針，其實就是

GLP–1 促進劑。

當初科學家是從墨西哥沙漠的「北美毒蜥」唾液中發現腸泌素神奇功效。北美毒蜥因生活在亞利桑那州和墨西哥附近的希拉河盆地（Gila River Basin），俗稱為希拉毒蜥（Gila Monster）或鈍尾毒蜥，牠三個月只吃一頓飯，引起科學家好奇，進而在牠唾液中發現可充分消化糖分的腸泌素 Exendin-4。

科學家在人工實驗室改造 Exendin-4 之後，變成了類似人體的 GLP–1。只要每週注射一次，大概三至六個月就能讓患者體重減少五公斤以上。

後來科學家又進一步發現這個藥劑不但可以降血糖，還能減少體重、減少中風和減少死亡率，而且可以治療心臟衰竭。因此醫界最新治療指引建議，應改用 GLP–1 為糖尿病首選治療藥物之一，不要再以注射胰島素為優先藥物。

現在還有一種進化版的藥物名為替爾泊肽（Tirzepatide），可以同時激活GIP及GLP-1，患者使用三至六個月體重可以降二二．五％、糖化血色素可降低二．四％，即使不是糖尿病患者也可以用來減肥，被稱為「超級瘦瘦針」。

我們在台北榮總的臨床試驗中心正在做這個藥物與心血管疾病關聯性的研究，目前可確定不能降低膽固醇，但或許可以減少動脈硬化，降低死亡率。

第三類糖尿病新藥同樣很神奇，稱為葡萄糖轉運蛋白－2抑制劑（SGLT2抑制劑），是由蘋果樹皮提煉出來之後純化製成的口服降血糖藥。

我們的腎絲球會不斷的過濾水分以及其他物質，而腎小管可以回收一些物質，包括血糖也回收。回收的時候需要葡萄糖轉運蛋白

SGLT2，因此如果能抑制 SGLT2，就能阻斷血糖回收，讓多餘糖分由尿液排出，這樣就能控制血糖，排出熱量減輕體重。

不單如此，它還能促進鈉離子的排泄，也就能降低高血壓，保護心臟，減少心臟衰竭與總死亡率。二〇二〇年的臨床試驗結果顯示，這種藥劑可以有效減少腎臟病，降低洗腎率和心血管疾病死亡率，並且延遲洗腎十一年，幾乎可以說一輩子不必洗腎。

台灣一年花費在洗腎的總費用是六百億元，二〇二四年健保可能會通過給付這個藥劑，目前患者可自費使用，一個月不到一千元。

此外，SGLT2 抑制劑對心臟衰竭也有預防及治療效果，已經是心臟衰竭的第一線藥物之一。

但要記住這些皆藥物，不可因劃時代新藥能控制三高，就放縱生活與飲食習慣。護心八要點：控制三高（高血壓、高血脂、高血糖）、吃得對、睡得好、多運動、別太胖和不吸菸，一樣不可廢。

圖表 58　糖尿病新藥種類

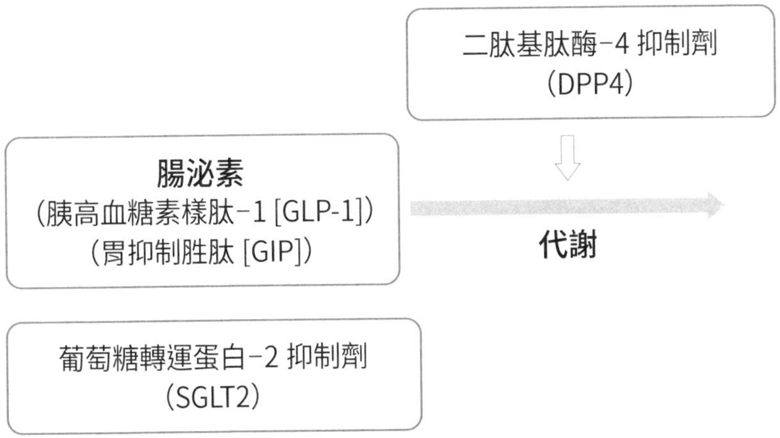

資料來源：作者提供

健康生活 BGH211

江晨恩醫師心血管診療室

從日常護心、逆轉三高到精準治療，超前部署，遠離心血管疾病

作者 — 江晨恩
訪談撰稿 — 傅士玲

總編輯 — 吳佩穎
人文館資深總監 — 楊郁慧
責任編輯 — 許景理
美術設計 — 鄒佳幗
封面攝影 — 檸檬巷館（特約）
內頁排版 — 薛美惠（特約）

出版者 — 遠見天下文化出版股份有限公司
創辦人 — 高希均、王力行
遠見・天下文化 事業群榮譽董事長 — 高希均
遠見・天下文化 事業群董事長 — 王力行
天下文化社長 — 王力行
天下文化總經理 — 鄧瑋羚
國際事務開發部兼版權中心總監 — 潘欣
法律顧問 — 理律法律事務所陳長文律師
著作權顧問 — 魏啟翔律師
社址 — 臺北市 104 松江路 93 巷 1 號
讀者服務專線 — (02) 2662-0012 ｜傳真 — (02) 2662-0007；(02) 2662-0009
電子郵件信箱 — cwpc@cwgv.com.tw
直接郵撥帳號 — 1326703-6 號　遠見天下文化出版股份有限公司

製版廠 — 中原造像股份有限公司
印刷廠 — 中原造像股份有限公司
裝訂廠 — 中原造像股份有限公司
登記證 — 局版臺業字第 2517 號
總經銷 — 大和書報圖書股份有限公司｜電話 — (02) 8990-2588
出版日期 — 2024 年 4 月 30 日第一版第一次印行

定價 — NT 480 元
ISBN — 978-626-355-712-3
EISBN — 9786263557109(PDF)；9786263557116 (EPUB)
書號 — BGH 211
天下文化官網 — bookzone.cwgv.com.tw

國家圖書館出版品預行編目（CIP）資料

江晨恩醫師心血管診療室 : 從日常護心、逆轉三高到精準治療，超前部署，遠離心血管疾病 / 江晨恩著 . -- 第一版 . -- 臺北市 : 遠見天下文化出版股份有限公司 , 2024.04
面；　公分 . --（健康生活 ; BGH211)）
ISBN 978-626-355-712-3（平裝）

1.CST: 心臟 2.CST: 心血管疾病 3.CST: 保健常識

415.31　　113003588